CAOS
HORMONAL

La verdad detrás de los mitos y las ideas equivocadas sobre las hormonas en mujeres y en hombres

Hormone Havoc

Datos de catalogación en publicación de la
Biblioteca del Congreso

Impreso en los Estados Unidos de América
Primera edición: octubre de 2024
ISBN: 978-1-961074-18-7

Elogios para Caos hormonal

Tengo el placer de conocer a la Dra. Terri DeNeui desde 2014, pero en los últimos dos o tres años tuve el privilegio de enseñar y trabajar con ella con frecuencia.

Los conocimientos que la Dra. DeNeui tiene sobre la terapia hormonal son inigualables, y su pasión por el tema es evidente para cualquier persona que la haya conocido. Su abordaje para tratar a los pacientes comienza por escucharlos, lo que debería ser siempre el primer paso en la comunicación con los pacientes.

La Dra. DeNeui tiene un enfoque de sentido común respaldado por la ciencia y por décadas de experiencia. Si todos los proveedores médicos del país leyeran este libro y aplicaran las enseñanzas que contiene, la salud y la vitalidad de nuestro país mejorarían.

En un país en el que la medicina está dedicada a la atención de las personas enfermas, el manejo de las enfermedades y la polifarmacia, las hormonas son la base del bienestar, de la prevención de las enfermedades y del envejecimiento saludable.

El sueño de la Dra. DeNeui es que la terapia con testosterona se convierta en un tratamiento estándar en la atención médica de las mujeres. Comparto ese objetivo. Nuestra misión es mejorar la atención médica un paciente a la vez y un proveedor a la vez.

Este libro es un regalo para proveedores médicos y para pacientes. ¡Felicitaciones, Dra. DeNeui!

Johnny J. Peet, MD, FACOG

Cuando ejercía y enseñaba medicina, llegué a la conclusión de que la medicina es un arte que se basa en la ciencia. Este libro es un excelente ejemplo de eso.

El dominio que tiene la Dra. DeNeui del arte de tratar a la persona en su totalidad, reforzado por el dominio de la ciencia, hace que este libro tenga un valor incalculable. Como fui médico especialista en hormonas y también paciente, el libro de la Dra. DeNeui me parece informativo y a la vez cautivador. Quería seguir leyéndolo. Me alegra que esta información ahora esté disponible para todas las personas en un formato lógico y ameno.

Dr. Peter P. Farmer, MD

Caos hormonal es una guía entretenida que tiene como objetivo ayudarnos a entender el rol clave de la optimización hormonal para apoyar la salud general y la resiliencia. Mediante una combinación cautivadora de investigaciones científicas, consejos prácticos y anécdotas inspiradoras, Terri DeNeui explica cómo aprovechar el poder de las hormonas para mejorar nuestro bienestar como nunca antes. Su pasión por el tema brilla en cada página. Mientras orienta al lector a través del complejo entramado de las hormonas, Terri DeNeui derriba viejos mitos y destaca el profundo impacto que tienen las hormonas a medida que envejecemos. Caos hormonal permite que la personas tomen las riendas de su salud al convertirse en sus propios defensores hormonales, como la autora.

El libro cataliza un cambio positivo al inspirar a los lectores a tomar decisiones fundamentadas y medidas proactivas para lograr una vida repleta de vitalidad al decirle "no" a un sistema que, mediante el miedo, la incomprensión y la distorsión, nos ha llevado a aceptar los niveles hormonales bajos. Como neurólogo con un enfoque innovador y de apoyo de la salud del cerebro mediante la optimización hormonal, este libro será de lectura clave para mis pacientes que quieran restaurar la "salud" en la atención de la salud.

Kenneth S. Sharlin, MD, MPH, IFMCP
Fundador del programa Brain Tune Up!
Sharlin Health and Neurology, LLC

Caos hormonal es el tipo de libros que tienen que escribir más médicos. Al leer esta importante obra, tres cosas se destacan de inmediato.

Primero, está claro que la Dra. DeNeui piensa sobre el cuerpo humano de una forma distinta. Ante un diagnóstico, en vez de usar medicamentos, la Dra. DeNeui parece abordar el cuerpo como capaz de obtener su propio bienestar si tiene las herramientas necesarias para funcionar adecuadamente. Segundo, la Dra. DeNeui hizo que me resultara más fácil entender mi propio cuerpo, ya que no soy un profesional de la medicina. Tercero, y quizá esto es lo más importante, se interesa por sus pacientes.

Le interesa que ustedes y yo nos sintamos mejor y recuperemos la vida plena que debemos vivir. Este libro lo ayudará, y las verdades que contiene lo ayudarán aún más.

Bob Hamp, LMFT
Terapeuta, autor, orador y cofundador de Think
Differently Academy

En su innovador enfoque de terapia hormonal, la Dra. Terri DeNeui, una amiga de confianza y una profesional consumada, entrelaza con pericia los conocimientos científicos con un formato accesible para el lector. Con un profundo conocimiento del tema, explica sin esfuerzo conceptos complejos.

Al abordar las verdaderas deficiencias del organismo, la Dra. DeNeui empodera a todas las personas para que se aventuren en un viaje transformador hacia una existencia más dinámica y plena. Con su inestimable ayuda, podrá descubrir los secretos de la salud hormonal óptima y disfrutar de una vida repleta de vitalidad.

Dr. Jon Chasteen
Autor y pastor, Victory Church, ciudad de Oklahoma
y Grapevine, Texas

Terri DeNeui es una médica general que intenta incansablemente ofrecer la mejor atención posible a sus pacientes y que está comprometida a encontrar las soluciones necesarias para lograrlo. Este libro es un claro ejemplo de su compromiso con la excelencia y de su pasión por compartir sus conocimientos para ayudar a las personas en su camino para recuperar la salud.

Jim LaValle
Farmacéutico clínico, CCN, MT, DHM, DHPh
Fundador del programa Metabolic Code y autor de
Cracking the Metabolic Code

DEDICATORIA

Para todas las personas que sufrieron un problema de salud, buscaron respuestas en muchos lugares, consultaron a muchas personas y llegaron a pensar que estaban locas porque siempre obtuvieron la misma respuesta: "está todo normal, no tienes nada". Este libro es para ustedes.

AGRADECIMIENTOS

Escribir este libro fue un camino de 15 años, una labor de amor… y también de miedo, risas, confusión y esperanza. ¡Como la vida misma!

Agradezco profundamente a Dios por haberme dado la "necesidad de saber", la capacidad de enseñar con eficacia lo que aprendí y por protegerme a lo largo de todo el proceso.

Para los miles de pacientes que me enseñaron mucho al confiar en mí lo suficiente como para hacerme preguntas que me obligaron a buscar respuestas.

Para el personal y los directivos fantásticos de EVEXIAS Medical Centers. No podría haber logrado esto sin un equipo tan increíble que timoneara la nave en mi ausencia. Cada uno de ustedes es una parte fundamental de lo que trata este libro.

Para el increíble personal corporativo, los profesionales médicos y el equipo docente de EVEXIAS Health Solutions. ¡Lo que hacen todos los días es excepcional y muy importante! Cuando se sientan abrumados, no olviden el efecto positivo que tienen en las vidas que ayudan a mejorar.

Para el Dr. Johnny Peet, presidente de la Junta Médica de EVEXIAS Health Solutions, codirector y educador excepcional en nuestras capacitaciones clínicas. Su compromiso con la ambición de cambiar la atención médica es algo que valoro más de lo que las palabras pueden expresar. Su pasión por la enseñanza es evidente y contagiosa. ¡Es un honor trabajar con usted!

Para varios mentores que me enseñaron mucho a lo largo de los años y que me hicieron ver de formas nuevas y distintas los hermosos sistemas del cuerpo humano:

Dr. Neal Rouzier, eres un pionero en el área de las hormonas. Trabajar contigo en la última década cambió mi práctica clínica por tu pasión para desafiar el statu quo de la medicina occidental: "la asociación no es prueba de causalidad".

Dr. Jim LaValle, cuando hace siete años te escuché hablar por primera vez sobre los intestinos, la nutrición y los péptidos, ¡recuerdo haber deseado poder estar una semana en tu cerebro! Nunca hubiera pensado que tendría el privilegio de trabajar contigo para cambiar el paradigma de la atención médica. Entender el cuerpo como un "sistema de sistemas" es un concepto clave que nunca olvidé y que cambió drásticamente mi forma de abordar los problemas de salud con mis pacientes.

Bob Hamp, estoy eternamente agradecida por cómo me desafiaste a pensar de otra forma (Think Differently) (¡no distinto!). Tu forma de escuchar sin juzgar y cómo me enseñaste a abordar el mundo que me rodea tienen un valor inestimable. Todo lo que recibí de tus enseñanzas tendrán en mi vida (mi matrimonio, mi familia, mi profesión, nuestras compañías y nuestro personal) un efecto dominó que perdurará generaciones.

Por último, pero no menos importante, Captain Crash: ¡vaya viaje hemos tenido! Me inspiras de muchas maneras, pero la más importante es preguntarme siempre a mí misma cómo puedo mejorar. ¡Nada de esto habría sido posible ni tan divertido sin ti, DDD! Estoy muy agradecida por aquel afortunado viaje en avión del 14 de agosto de 2009. Con todo mi amor, tu reina de belleza.

PRÓLOGO

En este libro cautivador y esclarecedor, la Dra. Terri DeNeui nos invita a embarcarnos en un viaje transformador guiado por su notable ternura, sus profundos conocimientos y su inquebrantable coraje. La travesía de Terri ha sido una de las menos transitadas, ya que exploró terrenos en los que otros con frecuencia han temido aventurarse. Gracias a sus experiencias, se ha convertido en un referente de comprensión y una fuente de profundo conocimiento sobre un tema complicado y complejo.

La dedicación de Terri a la integración completa del cuerpo, la mente y el espíritu es incomparable. Como profesional reconocida y visionaria, ha cultivado un profundo entendimiento de las intrincadas conexiones que conlleva la experiencia humana. En su búsqueda de conocimiento, exploró con audacia áreas inexploradas de la atención médica holística y recurrió tanto a saberes de tradiciones ancestrales como a la investigación de vanguardia. El resultado es una gran cantidad de información que comparte con nosotros en estas páginas, un tesoro de sabiduría que iluminará nuestro camino y nos empoderará para recuperar el bienestar.

En el transcurso de mi propia trayectoria, trabajé con varios profesionales médicos, y cada uno aportó su experiencia única. Sin embargo, Terri DeNeui dejó una huella indeleble en mi vida. En sus clínicas de EVEXIAS y con los profesionales de atención médica de EVEXIAS que ella capacitó, promovió la creación de lugares donde las personas pueden hallar consuelo y sanar, lo que les permite trascender la confusión del "caos hormonal" y descubrir lo que yo llamo *"armonía hormonal"*.

Kelly LeBrock
Actriz, filántropa y defensora de la salud de la mujer

PREFACIO

"La mejor medicina de todas es enseñar a las personas cómo no necesitarla".
Hipócrates

Esta es una de mis citas favoritas de Hipócrates. Es fundamental en mi forma de abordar la atención de los pacientes y lo que les enseño a los profesionales médicos que llegan a la empresa de capacitación que dirijo, con la esperanza de hacer más por sus pacientes y redescubrir su pasión por la curación. Los proveedores de atención médica se capacitaron para recetar medicamentos que solo tratan los síntomas. Cuando les enseño a cambiar su mentalidad y a generar un cambio de paradigma de un "modelo de tratamiento basado en los síntomas" a un "modelo de descubrimiento de las causas fundamentales", comienzo con esa cita de Hipócrates.

¿Alguna vez sintió cansancio todo el tiempo, tristeza o mal humor, no podía pensar o concentrarse bien, no podía dormir bien, tenía dolores diversos o en las articulaciones al despertarse o tenía dificultades para mantener un peso saludable? ¿Alguna vez fue al médico porque tenía alguna de esas molestias (o todas) y le dieron una receta de un antidepresivo, un ansiolítico, un somnífero o le dijeron "coma menos y haga más ejercicio"? ¿Alguna vez tomó esos medicamentos recetados y descubrió que los síntomas no mejoraban mucho, o tuvo efectos secundarios, como aumento de peso o no sentirse como usted mismo? ¿O tuvo alguno de estos problemas y buscó ayuda médica, pero solo le dijeron que todo estaba "normal" o que "los análisis son normales" y que usted "solo está bajo mucho estrés"? (Esto, en realidad, se puede leer como: "No sé qué le ocurre, pero aquí tiene una receta que puede aliviar sus síntomas").

¡Lo entiendo completamente! No solo yo misma tuve muchos de esos síntomas, sino que miles de pacientes han acudido a mí (o a algunos de los muchos proveedores de atención médica que capacité) con esas mismas quejas. La buena noticia es que suele haber una causa fundamental bastante fácil de tratar.

Soy graduada en enfermería e hice un doctorado como enfermera practicante para especializarme en cuidados intensivos para adultos, y me apasiona entender el "por qué" de muchas cuestiones relacionadas con el cuerpo humano, la salud y las enfermedades. Siempre quise ser médica, pero fui madre soltera a los 19 años, trabajaba como decoradora de tortas y subgerente de una tienda local de alimentos y cobraba $5,25 por hora, y la carrera de enfermera titulada (RN) era una forma más rápida de estudiar una carrera y comenzar a ganar suficiente dinero para mantener a mi pequeña familia.

El deseo de entender "por qué" cada vez que un médico del hospital escribía una orden o recetaba un medicamento con frecuencia me generó problemas, ya que esos médicos no apreciaban que los cuestionaran. Sentí que era mi deber entender lo que yo hacía y por qué lo hacía, para poder estar segura de que estaba haciendo lo mejor para el paciente. Con el paso de los años, las relaciones entre médicos y enfermeros fueron cambiando, y la mayoría de los médicos valoran y respetan a los enfermeros que preguntan por qué, en especial cuando se indaga por curiosidad y sin aires de superioridad.

Mi sed de conocimiento alimenta mi continua búsqueda de saber más y aumenta mi deseo de ampliar mi capacitación. De enfermera titulada (RN) a enfermera especializada que trabaja en un entorno hospitalario, a abrir mi propia clínica y, finalmente, a obtener mi título de doctora en medicina clínica, esa motivación me impulsa a buscar continuamente los estudios clínicos más recientes para mis pacientes y colegas. Eso me inspira a no dejar nunca de hacer preguntas (y, a veces, incluso a hacer la misma pregunta varias veces), porque con cada investigación nueva, una nueva respuesta podría cambiar la vida de un paciente.

El doctorado me proporcionó las herramientas y los conocimientos necesarios del proceso de investigación, lo que me permitió investigar, escribir y publicar artículos y dar conferencias basadas en pruebas para compartir información con otros proveedores de atención médica, para que pudieran ofrecer a sus pacientes un camino hacia una vida mejor, más sana y libre de enfermedades tanto como fuera posible.

El término "enfermedad" se puede entender analizando la raíz de la palabra original en latín: infirmitas, en la que "in" indica negación y "firm" indica fuerza. Asociamos la palabra enfermedad con dolencias tangibles, como cardiopatías, cáncer y otras. Sin embargo, cuando examinamos a una persona en su totalidad, la enfermedad se manifiesta en tres aspectos principales: la mente, el cuerpo y el espíritu (o alma). Aunque este libro se enfoca principalmente en los aspectos físicos de la enfermedad y su prevención, al intentar alcanzar una salud y un bienestar óptimos, no podemos ignorar cuidar al mismo tiempo la mente y el espíritu.

"Los seres humanos somos seres únicos. Cada uno de nosotros nace con dones distintivos y con una vocación, y el bienestar de todo el cuerpo es fundamental para que tengamos una vida en la que podamos compartir esos dones con los demás en nuestra área de influencia."

Mi transición de decoradora de tortas a enfermera, y después a enfermera especializada con capacitación de doctorado y a propietaria de una clínica, investigadora, oradora y autora, no fue fácil, pero nunca lo sentí realmente como un trabajo. Como se dice usualmente, cuando amas lo que haces y aprovechas tus habilidades, no se siente como un trabajo. Los seres humanos somos seres únicos. Cada uno de nosotros nace con dones distintivos y con una vocación, y el bienestar de todo el cuerpo es fundamental para que tengamos una vida en la que podamos compartir esos dones con los demás en nuestra área de influencia.

Mi pasión es enseñar a la gente la importancia de la salud en todas las áreas (mente, cuerpo y espíritu) y cómo optimizarla para que puedan compartir su vocación con el mundo toda la vida.

¿Cómo logré yo hacer un cambio de paradigma de la capacitación para recetar medicamentos para tratar síntomas a enfocarme en analizar la causa fundamental de las enfermedades?

Era mi tercer turno nocturno consecutivo en una concurrida sala de emergencias de un gran hospital Metroplex del área Dallas-Fort Worth. Los pacientes que recibíamos uno tras otro en la sala de emergencias en esas 36 horas llegaban con secuelas de alguna enfermedad crónica en desarrollo. Un hombre de 57 años con un infarto de miocardio debido a una enfermedad arterial coronaria; un hombre de 53 años con complicaciones por una diabetes tipo 2 no controlada; una mujer de 70 años con una fractura de una caída debido a osteoporosis; una mujer de 65 años con una nueva aparición de síntomas de accidente cerebrovascular; una mujer en posparto bajo vigilancia de suicidio por depresión posparto grave; una mujer de 55 años con ansiedad grave y ataques de pánico que pensó que tenía un infarto; una mujer de 61 años con complicaciones por un tratamiento de radiación para cáncer de mama y una mujer de 72 años con demencia de Alzheimer de inicio temprano.

Recuerdo que pensé: "La gran mayoría de los pacientes que vi en los últimos tres días tienen

"Una mujer de 61 años con complicaciones por un tratamiento de radiación para cáncer de mama y una mujer de 72 años con demencia de Alzheimer de inicio temprano."

enfermedades crónicas evitables que son la causa de su ingreso en el hospital. ¿Por qué no estamos haciendo más prevención?". Como enfermera de urgencias y, posteriormente, enfermera especializada en cuidados intensivos, me atraía la adrenalina de trabajar en una concurrida sala de emergencias. "¡Lo importante es salvar vidas!", pensaba. Recuerdo que cuando comencé mi trayectoria en la educación superior pensé: "No quiero trabajar nunca en un consultorio de atención primaria, ¡qué aburrido!". A las dos de la madrugada, en el último tramo de esa guardia de 36 horas, tuve una epifanía: ¡tiene que haber una mejor forma de prevenir los problemas de urgencia que ocurren debido a enfermedades crónicas y permitir que los pacientes y sus familias tengan una vida sana y llena de vitalidad!

Y así, comenzó mi trayectoria. No sabía dónde me llevaría. Tuve que descubrir otras formas de abordar el tratamiento de los procesos patológicos porque el estándar de atención (en ese momento y actualmente) no ayuda a prevenir enfermedades crónicas. Abrí una pequeña clínica en una habitación de 10 x 10 mientras continuaba trabajando los fines de semana en el hospital. Me asocié con otro médico que estaba abriendo una clínica para perder peso y, cuando un farmacéutico local me invitó a una conferencia (con todos los gastos cubiertos) para aprender más sobre hormonas y su impacto en la salud, tuve curiosidad.

Ahora bien, para ser totalmente sincera, estaba más entusiasmada por el viaje en primera clase a Las Vegas con todos los gastos pagados que por la conferencia sobre hormonas. Nunca me habían interesado antes las hormonas. De hecho, en aquel momento, pensé que era demasiado joven para preocuparme por las hormonas y por "el cambio" del que hablaban en voz baja las mujeres mayores de 50 años. No tenía idea de que el estigma de la menopausia y la andropausia (también conocida como "crisis de la mediana edad" en los hombres), no era un asunto para reírse, sino un factor clave para entender el rol de las hormonas en la prevención de enfermedades crónicas. En esa conferencia, en una charla de una médica que describía el cambio de vida de sus pacientes que recibían terapia hormonal, tuve un momento de claridad, un susurro divino que me dijo que debía dedicarme a eso.

CONTENTS

CAPÍTULO 1

INTRODUCCIÓN

"No se tiene respeto por las hormonas. Las consideramos sustancias químicas esquivas que nos ponen un poco de mal humor, pero estas pequeñas moléculas mágicas hacen mucho más que eso".
Susannah Cahalan

En 2008, cuando comencé el proyecto de abrir mi propia clínica, nunca imaginé que mis esfuerzos me llevarían a mi situación actual. Tengo el honor de ser una líder de pensamiento clave en el campo de la optimización hormonal y la medicina preventiva y una educadora que apoya a los profesionales médicos para que descubran una forma totalmente novedosa de ejercer medicina y transformar realmente la vida de sus pacientes.

No podría haberme imaginado que los pacientes llegarían a mi consultorio uno tras otro, pacientes como Bobbie, de 65 años. Bobbie llegó a mi consultorio cuando su esposo, un ginecólogo jubilado de 78 años, acudió a mí desesperado en busca de ayuda para ella.

Su hija también era mi paciente. Cuando llegó a mi consultorio, seis meses antes, su matrimonio estaba teniendo dificultades, pero el plan de tratamiento cambió su vida por completo. Se dio cuenta de que todos los años de desacuerdos e insatisfacción en su matrimonio se debían principalmente a la desdicha que sentía debido a la disminución de las hormonas. Los medicamentos recetados que tomaba no la ayudaban; de hecho, empeoraban algunas cosas. Con el antidepresivo que le recetaron, aumentó de peso y su libido desapareció y, aunque no estaba necesariamente "malhumorada y deprimida", estaba emocionalmente apática. Sus hijos y su esposo creían que esos medicamentos empeoraban las cosas en vez de mejorarlas. Cuando le recomendé que dejara de tomar esos medicamentos y optimicé sus hormonas, abordamos la causa fundamental de la disminución de la libido, del aumento de peso y de la apatía emocional. La claridad que le aportó el plan de tratamiento le permitió reconocer la misma desdicha en su madre, a quien le insistió para que programara una consulta conmigo. *Y finalmente lo hizo.*

Debo confesar que me sentí un poco intimidada. Sabía que su esposo era ginecólogo y que me iba a hacer preguntas sobre lo que había hecho, ya que los ginecólogos son los supuestos principales proveedores y líderes de opinión en relación con los tratamientos hormonales. Sin embargo, él estaba desconcertado. Diez años antes, le había recomendado a su esposa la combinación hormonal sintética habitual de estrógenos y progestágenos, pero a partir de la publicación de los resultados del ensayo *Women's Health Initiative (WHI)*, dejó de recetarle hormonas a su esposa y a sus pacientes, y lo mismo hicieron decenas de miles de médicos y pacientes de todo el país. Había un temor infundado de que la terapia hormonal en mujeres podía provocar accidentes cerebrovasculares, enfermedad de Alzheimer, osteoporosis, infartos de miocardio y cáncer de mama.

Con vastos conocimientos y una plétora de estudios médicos, yo estaba preparada para responder todas sus preguntas y desafíos. Pero eso nunca sucedió. Después de examinarla y revisar los resultados de los análisis de sangre, desarrollé un plan de tratamiento para optimizar sus hormonas, y todos estuvieron de acuerdo. *Él estaba buscando respuestas desesperadamente.*

Cuatro semanas después, Bobbie volvió a mi consultorio para hacerse los análisis de laboratorio postratamiento. Me acerqué para saludarla y preguntarle cómo estaba. De inmediato comenzó a llorar, y pensé: "¡Ay, me debo haber equivocado con ella!". Cuando se calmó, me dijo: "¡Mi esposo me desagradó durante 25 años! Y ahora me doy cuenta de que era por mí, no por él". Me comentó lo triste que estaba por el tiempo que había perdido, sentía que no le quedaba mucho tiempo con él para disfrutar de su nueva vitalidad, alegría, entusiasmo por la vida y, por supuesto, ¡libido!

Dos semanas después, entré al consultorio para ver al siguiente paciente y tuve la sorpresa de que era el buen doctor, ¡el esposo de Bobbie! Cuando me senté, me dijo: "Antes de empezar, quiero agradecerle por haberme devuelto a mi esposa". Estaba conmovido, y después continuó: "Si hubiera conocido esta terapia cuando era ginecólogo, según los cambios que he visto en mi esposa y en mi hija, la habría recetado a todas las mujeres". "Ahora", continuó con una sonrisa traviesa, "vine para comenzar la terapia yo, para poder seguirle el ritmo a mi esposa". Él también se lamentaba por la pérdida de tiempo, por el tiempo que había perdido por no saber cómo proporcionarle atención médica a su esposa, que no tenía hormonas, y a sus pacientes, cuando ejercía la profesión.

¡La optimización hormonal no es solo para mujeres! Tengo miles de historias de pacientes hombres que se quejan por tener menos entusiasmo por la vida, incluidos incapacidad para concentrarse en el trabajo, dolor en las articulaciones, irritabilidad, antojos, aumento de peso o apatía por participar en cosas que les gustan, como cazar, pescar o jugar al golf. Al recibir tratamiento, en mi clínica o en la clínica de alguno de los ahora miles de proveedores que hemos capacitado en todo el país con la ayuda de otros instructores increíbles, esos hombres redescubren la vida cuando optimizamos sus hormonas. Además, los esposos de muchas de las mujeres con optimización hormonal pronto eligen la misma opción, porque sin equilibrio hormonal, ¡ellos no pueden mantener el mismo nivel de entusiasmo, energía y libido que sus esposas!

Tuve un paciente hombre, un conocido orador, autor y referente en su área, que llegó a mi consultorio a través de otro paciente.

Recuerdo que cuando se sentó en mi consultorio, lo primero que me dijo fue: "Estoy listo para jubilarme. No tengo fuerzas para seguir haciendo lo que hago. Entonces, ¡no quiero presionarla!", dijo, "¡pero mejor que esto funcione!". Revisé los resultados de sus múltiples pruebas de laboratorio y el detallado historial médico y descubrí que no solo el nivel de testosterona era bajo, sino que tenía hipotiroidismo y problemas intestinales que le provocaban mucha inflamación y probablemente contribuían a su depresión. Más adelante, hablaremos de la conexión entre el intestino y el cerebro.

En su plan de tratamiento, incluimos la optimización de todas las hormonas (testosterona, hormonas tiroideas, DHEA y melatonina) y cambios fundamentales en la alimentación. Cuando lo vi cuatro semanas después para revisar los resultados de sus análisis de laboratorio de seguimiento y hablar sobre cómo se sentía, me dijo que no podía creer la energía que tenía y que había recuperado el entusiasmo por la vida. Me agradeció y dijo: "Casi estaba por tirar la toalla, pero esta terapia me devolvió la pasión y el impulso. Todavía me queda mucho por dar y por compartir con el mundo".

Puedo contarles una historia tras otra de personas cuyas vidas cambiaron gracias a la optimización hormonal: parejas que pensaban en divorciarse y después rompieron los documentos de divorcio o mujeres que lucharon contra la depresión durante más de una década después del nacimiento de su último hijo. Todo se resolvió de repente sin ansiolíticos, antidepresivos ni somníferos. O puedo contarles sobre personas con diabetes tipo 2 que ya no necesitan tomar medicamentos a diario porque, después de la optimización hormonal, tienen mayor energía y vigor y menos colesterol y cortisol y, en consecuencia, también tienen menos resistencia a insulina. O sobre una paciente con migraña menstrual crónica que había consultado a varios médicos, incluso a un neurólogo, y había tomado diversos medicamentos en vano. A las cuatro semanas de su primer tratamiento con testosterona, ¡notó que las migrañas habían desaparecido por completo!

Puedo contarles historias de sobrevivientes de cáncer de mama desesperanzadas y sometidas a una vida de desdicha porque les dijeron que nunca podrían volver a tener hormonas. Sin embargo, después de trabajar conmigo o con uno de los profesionales de nuestra red nacional, ahora disfrutan de una vida plena gracias a la terapia de testosterona. Nuestros proveedores entienden que la testosterona es una hormona femenina fundamental y que, según se demostró en estudios clínicos, protege las mamas y previene el cáncer de mama.

> "Nuestros proveedores entienden que la testosterona es una hormona femenina fundamental y que, según se demostró en estudios clínicos, protege las mamas y previene el cáncer de mama."

Puedo compartir historias de parejas que no tenían intimidad desde hacía años porque, después de que la mujer pasaba por la menopausia, sentía mucho dolor al tener relaciones sexuales, además de la falta de libido.

Podría contar una historia tras otra de pacientes que tenían dolor crónico y una mala calidad de vida que empeoró con la disminución de las hormonas debido al dolor y al tratamiento con medicamentos. Algunos de esos pacientes no podían subir escaleras sin sentir mucho dolor, pero después de solo dos semanas de una terapia hormonal con la forma farmacéutica y las dosis adecuadas, informaron que el dolor en las articulaciones había desaparecido totalmente.

Según la Asociación Americana de Salud Pública (APHA), Estados Unidos califica más abajo en la mayoría de los indicadores de salud en comparación con otros países de altos ingresos. En múltiples estudios, se observó que Estados Unidos

"Estados Unidos califica más abajo en la mayoría de los indicadores de salud en comparación con otros países de altos ingresos."

tiene más gastos en atención médica y peor salud en todos los grupos de edad, sexo e ingresos que otros países comparables del mundo. ¿Por qué ocurre esto y qué se puede hacer al respecto? Tengo la ferviente esperanza de que, cuando termine de leer este libro, pueda llegar a su propia conclusión sobre qué hacer al respecto.

Pero, sobre todo, *¡pregunte por qué!* ¿Por qué me recetan un medicamento, me hacen una prueba de diagnóstico o un análisis de laboratorio o me aconsejan cómo tratar un problema? ¿La causa fundamental de mi depresión es una deficiencia de inhibidores selectivos de la recaptación de serotonina (ISRS), por ejemplo, de un medicamento como Prozac? ¿La causa de mis noches de insomnio es una deficiencia de Ambien? ¿La causa fundamental de mi ansiedad es una deficiencia de Xanax? ¿La causa de mi incapacidad para concentrarme, también llamada "TDA adulto" es una deficiencia de un estimulante del sistema nervioso central, como Concerta o Aderall? Podría dar muchos ejemplos como estos, pero creo que la idea se entiende. No me malinterpreten. Muchos de estos medicamentos han salvado la vida de muchas personas en momentos de crisis, pero la mayoría de los medicamentos están diseñados precisamente para eso: *son una solución temporal para los síntomas de un problema mientras se aborda la causa fundamental.* Muchos medicamentos no se diseñaron para ser usados como "curita" para tratar un síntoma toda la vida. Lamentablemente, muchos de nosotros pasamos por esa situación: tomamos medicamentos de forma continua que no solucionan el problema, y lo peor es que muchos de ellos provocan otros problemas para los que probablemente necesitaremos ¡otro medicamento recetado!

Este libro lo llevará por un recorrido que le brindará información clave para disipar los mitos sobre la terapia de hormonas sexuales

> **"Muchos de estos medicamentos han salvado la vida de muchas personas en momentos de crisis, pero la mayoría de los medicamentos están diseñados precisamente para eso: son una solución temporal para los síntomas de un problema mientras se aborda la causa fundamental."**

para hombres y para mujeres, pero también explorará otras hormonas clave que tienen un rol esencial para lograr el bienestar integral del cuerpo.

CAPÍTULO 2

LAS HORMONAS

La palabra "hormona" (de la raíz *hormon*) significa en griego "lo que pone algo en movimiento" o "impulsar, incentivar". La definición de la raíz de la palabra tiene sentido cuando se entienden los síntomas de un nivel inadecuado de hormonas en el cuerpo. La sensación es exactamente la opuesta de "poner en marcha" o "motivar". La persona siente pereza, fatiga, estado de ánimo deprimido, indiferencia afectiva, falta de alegría, falta de gozo por la vida, falta de función celular óptima, lo que puede producir inflamación que, a su vez, provoca muchas enfermedades crónicas y dolor.

Los receptores hormonales están presentes literalmente en todas las células del cuerpo humano, de la cabeza a los pies. Son mensajeros químicos que viajan de una parte del cuerpo a otra, ayudan a controlar cómo funcionan ciertas células y órganos y "ponen en marcha" la función prevista de ese sistema celular. Cuando no hay mensajeros químicos disponibles para "impulsar" las acciones de esas células, comienza la degeneración de los tejidos, el deterioro y las enfermedades.

Usted puede pensar: "Pero... yo creía que las hormonas solo estaban relacionadas con los sofocos en las mujeres y la función eréctil en los hombres. ¿Qué es todo esto sobre mujeres jóvenes, testosterona y depresión y sobre hombres jóvenes con síntomas de deficiencia de testosterona?". Es así, los síntomas del desequilibrio hormonal pueden empezar a manifestarse antes de lo que cree.

La mayoría de las mujeres comienzan a sentir que disminuye su nivel de testosterona después del segundo hijo. Las mujeres jóvenes que toman anticonceptivos orales también sienten la disminución de la testosterona debido al aumento de la globulina fijadora de hormonas sexuales, una proteína que fija la testosterona libre. Esto tiene como resultado un nivel bajo de testosterona libre y la aparición de síntomas.

Cada vez son más los hombres jóvenes que tienen insuficiencia de testosterona. ¿Por qué se observa una disminución hormonal tan extrema en hombres jóvenes? Se cree que la causa principal es la alteración endocrina debida a químicos y sustancias similares a las hormonas que están en nuestro entorno, incluidos los alimentos, el aire, las sustancias químicas en la ropa, la ropa de cama y los muebles y una infinidad de otras "agresiones" a nuestro organismo.

Lo importante es que la deficiencia hormonal merece que le prestemos atención mucho antes de la quinta década de vida, tanto en hombres como en mujeres. La insuficiencia hormonal ocurre por diversos motivos a edades y etapas de la vida mucho más tempranas. Me parece relevante que la población en general y los proveedores de atención médica entiendan que sentir depresión, ansiedad, irritabilidad, insomnio, falta de concentración, dolor crónico y disfunción sexual no es normal y tiene una causa fundamental. Pero definitivamente, la causa fundamental no es la deficiencia de un antidepresivo, un somnífero, un ansiolítico o un medicamento para el trastorno por déficit de atención (TDA). La causa fundamental suele ser una disminución de las hormonas o la deficiencia de nutrientes clave que participan en la producción de hormonas, en la actividad de los receptores hormonales y en el metabolismo hormonal.

> **"Me parece relevante que la población en general y los proveedores de atención médica entiendan que sentir depresión, ansiedad, irritabilidad, insomnio, falta de concentración, dolor crónico y disfunción sexual no es normal y tiene una causa fundamental."**

Cabe aclarar que las hormonas sexuales a las que hago referencia son la testosterona, el estrógeno y la progesterona. Otras hormonas muy importantes para el funcionamiento general del organismo y para la prevención de enfermedades crónicas son la DHEA, la melatonina y las hormonas tiroideas. Más adelante, también explicaré algunos aspectos clave de la función hormonal, el metabolismo y la actividad de los receptores, como la salud intestinal y algunos nutrientes. Al final del libro, se incluyen referencias relacionadas con cada tema.

Antes de hablar sobre cada una de las hormonas, de dónde provienen y la importancia de cada una en los distintos sistemas del organismo, es fundamental entender cómo se originó el miedo a las hormonas sexuales y a la terapia con hormonas sexuales, en especial el miedo sin fundamento de que las hormonas provocan cáncer de mama, accidentes cerebrovasculares, infartos de miocardio o demencia en las mujeres.

"El estudio WHI para los estándares de terapia de reemplazo hormonal (TRH) es un paradigma antiguo e irrelevante para la TRH moderna".
Marie Hoäg, MBA

¿CÓMO OCURRIÓ ESTO?

Hay decenas de miles de hombres y mujeres que tienen niveles subóptimos de hormonas y no reciben tratamiento. ¿Por qué? ¿Por qué los proveedores de atención médica recetan antidepresivos, somníferos o ansiolíticos como primera línea de defensa? O bien, si prefieren un abordaje más natural, ¿por qué los médicos aconsejan a sus pacientes que coman menos y hagan más ejercicio? Aunque es una excelente recomendación, cuando las personas tienen fatiga extrema, depresión, cambios de humor, irritabilidad, incapacidad para concentrarse e insomnio, ¡lo último que desean hacer es modificar sus hábitos de alimentación o ir al gimnasio!

¿Por qué nadie tiene en cuenta la insuficiencia o deficiencia hormonal como la causa fundamental de dolencias y enfermedades comunes? Tanto los hombres como las mujeres sufren esos síntomas, además de menor vitalidad, pérdida de la masa muscular, aumento de la grasa abdominal y dolor crónico, entre otros. ¿Notó que no mencioné la disminución de la libido, la disfunción eréctil ni los sofocos? La mayoría de las personas entiende que esos problemas suelen estar relacionados con las hormonas, pero las otras dolencias comunes, en general, se ignoran. En mi opinión, después de haber capacitado a miles de proveedores de atención médica en los últimos 12 años, esto se debe simplemente a que a los profesionales no les enseñan estos conceptos en la capacitación médica ni en los programas de especialización. Además, como estas cosas no se enseñan, la alternativa es una educación sesgada proporcionada por empresas farmacéuticas o guías de práctica clínica que con frecuencia se basan en la "opinión de expertos" y en estudios médicos que se malinterpretaron.

LA WHI

Portada de la revista Time, 22 de julio de 2002: *The Truth About Hormones: Hormone replacement therapy is riskier than advertised. What's a woman to do?* (La verdad sobre las hormonas: la terapia de reemplazo hormonal es más riesgosa de lo que se anunció. ¿Qué puede hacer una mujer?)

En el titular de arriba, se destaca el momento decisivo: el momento en que las hormonas se convirtieron en algo que asustó a millones de mujeres y a sus médicos. A los medios de comunicación les encanta dar un giro negativo a las noticias, ¿cierto? *¡Los titulares que asustan venden!*

Y cuando los titulares tienen gran alcance, las personas toman medidas que, a veces o con frecuencia, no tienen fundamento. En este caso, las mujeres abandonaron la terapia hormonal y los proveedores de atención médica directamente dejaron de recetarla. En ese momento, parece que todo el mundo reaccionó ante la noticia, pero nadie investigó cuál era la verdad. *¿Le parece familiar?*

Lamentablemente, decenas de miles de mujeres murieron innecesariamente como consecuencia directa de dejar de tomar hormonas o de no comenzar a tomarlas. Ese temor infundado fue inducido por el despliegue en los medios, como el artículo antes mencionado de la revista Time, y la desinformación en relación con el ensayo *Women's Health Initiative.*

El ensayo *Women's Health Initiative* (también conocido como WHI) fue el ensayo de investigación más grande que se realizó hasta la fecha sobre las mujeres y las terapias hormonales. Se pudo descubrir mucho a partir de datos posteriores al WHI en las dos últimas décadas, pero los resultados iniciales que se informaron tuvieron consecuencias devastadoras. El ensayo se dividió en dos grupos: mujeres que habían tenido histerectomía y mujeres que no habían tenido histerectomía. Las mujeres que habían tenido histerectomía se asignaron al grupo que recibió un producto de estrógeno equino (de caballo) denominado Premarin. Las mujeres que no se habían sometido a histerectomía se asignaron al grupo que recibió una combinación de Premarin y progestágenos denominada "PremPro". La progestina (con frecuencia denominada erróneamente "progesterona") del medicamento combinado PremPro no se debe confundir con la progesterona natural. Hablaremos más sobre esto en el capítulo sobre progesterona.

El ensayo comenzó en 1991 y debía terminar en 2005. El objetivo principal del ensayo era demostrar que la terapia de reemplazo hormonal con estrógenos prevenía el infarto de miocardio y la muerte. Muchos médicos clínicos en todo el país habían observado beneficios en sus pacientes mujeres en relación con la prevención de enfermedades cardiovasculares cuando tomaban Premarin. El objetivo secundario del ensayo era analizar la seguridad de la terapia en relación con el riesgo de cáncer de mama invasivo y determinar el impacto de la terapia hormonal sobre la osteoporosis. El ensayo se interrumpió repentinamente en 2002 porque el riesgo de cáncer de mama invasivo en el grupo PremPro sobrepasó los límites de seguridad.

En la rama PremPro del ensayo (es decir, la combinación de estrógenos y progestina), se observó un aumento significativo del riesgo de cáncer de mama, cardiopatías, enfermedad de Alzheimer y accidentes cerebrovasculares. En la rama del ensayo de Premarin solo (es decir, únicamente estrógeno), se observó una *protección* contra el cáncer de mama, la enfermedad de Alzheimer, las enfermedades cardiovasculares, la osteoporosis y el cáncer colorrectal. Lamentablemente para una infinidad de mujeres de todo el país, los resultados se comunicaron de forma que todas las terapias hormonales se presentaron como un solo grupo. En vez de informar los resultados de las dos ramas del ensayo por separado, los medios de comunicación publicitaron todas las hormonas como medicamentos peligrosos que provocaban ataque cardíaco y cáncer de mama ¡y aconsejaron a las mujeres que tiraran las hormonas por el retrete de inmediato! Además, se recomendó que los profesionales médicos dejaran de recetarlas inmediatamente.

¡Y eso es exactamente lo que ocurrió!

Las guías de práctica clínica (documentos que usan casi todos los médicos para tratar ciertos problemas de salud), cambiaron drásticamente a partir de los resultados iniciales de la WHI. Esto también afectó las decisiones de política sanitaria, debido a la confusión sobre los resultados del ensayo que se comunicaron. Antes de la WHI, la creencia generalizada era que la terapia hormonal con estrógeno protegía el corazón y los huesos. Sin embargo, después del ensayo, las guías y las políticas públicas cambiaron. En vez de analizar más detenidamente el diseño del estudio, incluidos los fármacos seleccionados, los sujetos del ensayo y los datos, se llegó a la conclusión general e instintiva de que las hormonas son malas y que nadie debería tomarlas, y si las toma, debe dejar de hacerlo a los 60 años.

En otras directrices, se indicó que las mujeres solo debían tomar la dosis más baja posible durante el menor tiempo posible y durante no más de cinco años. Algo importante que debemos entender sobre el diseño defectuoso del estudio es que una parte significativa de las mujeres del ensayo tenía edad avanzada (eran mayores de 70 años) y nunca habían tomado hormonas. Muchas de ellas tenían enfermedades crónicas preexistentes, como hipertensión y enfermedades cardiovasculares, y más del 30 % de las pacientes eran clínicamente obesas. ¡Esto no representa a las mujeres que comúnmente llegan al consultorio para recibir terapia hormonal para la menopausia!

"En otras directrices, se indicó que las mujeres solo debían tomar la dosis más baja posible durante el menor tiempo posible y durante no más de cinco años."

El mayor defecto de los informes de la WHI fue la clasificación de todas las terapias hormonales y los medicamentos como si fueran lo mismo y hubieran dado los mismos resultados clínicos. Actualmente, investigadores, científicos y profesionales médicos siguen intentando aclarar esta red de desinformación. Lamentablemente, como se informó en un estudio importante, el exceso de muertes en mujeres de 50 a 59 años que tuvieron histerectomía y decidieron no tomar hormonas fue mayor de 91,000 en un período de 10 años. Estos datos corresponden solo a mujeres de 50 a 59 años que se sometieron a histerectomía, pero no incluyen a mujeres posmenopáusicas con útero o a mujeres posmenopáusicas de más edad que evitaron tomar hormonas por miedo a esa información que se había malinterpretado. Más tarde, en 2020, un importante artículo publicado en *Journal of American Medical Association* (JAMA) promocionó el estrógeno no solo como protector contra cáncer de mama, sino también contra muerte por cáncer de mama (mortalidad por cáncer de mama). Veremos este tema en detalle más adelante, cuando hablemos sobre estrógeno y cáncer de mama.

Entonces, ¿por qué la revista TIME no publica un nuevo titular sobre los beneficios del estrógeno para mujeres y rectifica la información incorrecta sobre estrógeno y cáncer de mama? ¿Por qué no se retracta el viejo titular que inició todo este disparate en primer lugar? Desafortunadamente, las noticias positivas no venden. En mi opinión, esto es casi criminal.

El impacto de la investigación malinterpretada también afecta a los hombres. El método principal por el que los profesionales médicos recetan testosterona a hombres se basa en una directriz establecida por *Endocrine Society*. Esa directriz es bastante complicada, ya que exige que el proveedor de atención médica analice el nivel de testosterona del hombre a las 8 a. m. en dos momentos distintos. Si el nivel de testosterona total es menor de 300 ng/dl, se recomienda que el médico (pero no es obligatorio) siga un algoritmo que requiere que el paciente y el médico hagan pruebas innecesarias para excluir primero cualquier enfermedad reversible o deficiencia nutricional y, después, repetir el análisis de laboratorio. Si la testosterona sigue siendo menor de 300 ng/dl, se deben evaluar otros problemas posibles y realizar análisis de laboratorio para analizar otras hormonas hipofisarias, posiblemente hacer una resonancia magnética y, quizá, sumar una prueba para detectar un defecto genético infrecuente llamado síndrome de Klinefelter.

En ninguna parte de las directrices de práctica clínica se recomienda que el médico trate los síntomas del nivel bajo de testosterona del paciente y revise si desaparecen las dolencias. Las otras pruebas innecesarias de diagnóstico y de laboratorio posiblemente sean beneficiosas para hombres muy jóvenes (desde la adolescencia hasta los veinte años), ya que no se esperaría un nivel de testosterona menor de 300 a esa edad, pero sin dudas no son necesarias para hombres que usualmente llegan al consultorio con esos síntomas.

Está bien documentado en la bibliografía clínica que los niveles de testosterona masculina disminuyen hasta un 10 % por año a partir de los 35 años, y que ese porcentaje se reduce aún más después de los 40 años, y todavía más después de los 50 años. Otro aspecto que no se tiene en cuenta en esa directriz es la disponibilidad de testosterona *libre* que tiene el paciente.

La testosterona libre es el valor más importante que se debe tener en cuenta tanto en hombres como en mujeres. Muchas personas pueden tener un nivel de testosterona total en el "rango normal" y tener ciertas variables que impidan la conversión a testosterona libre, así como una resistencia a nivel de los receptores, algo que no se puede medir con ningún marcador de prueba de laboratorio. No me malinterpreten. Considero que la medicina moderna y las herramientas de diagnóstico disponibles son muy beneficiosas y que buscar la causa fundamental de una dolencia es imperativo en la mayoría de los casos, pero con frecuencia, cuando se trata de terapias hormonales, los médicos deberían dejar de "buscarle la quinta pata al gato", es decir, deberían dejar de buscar un diagnóstico exótico cuando hay algo evidente que se puede tratar eficazmente.

¿CUÁLES SON LOS NIVELES HORMONALES "NORMALES"?

Con frecuencia, me hacen esa pregunta como médica y como educadora. Las herramientas de diagnóstico, aunque son muy valiosas, suelen basarse en promedios y situaciones comunes, lo que da lugar a planes de tratamiento que no están adaptados a las necesidades específicas de cada persona. Cada ser humano tiene muchas variables que pueden influir no solo en la producción de hormonas, sino también en la actividad de los receptores hormonales, el metabolismo hormonal y la excreción de metabolitos.

> "Cada ser humano tiene muchas variables que pueden influir no solo en la producción de hormonas, sino también en la actividad de los receptores hormonales, el metabolismo hormonal y la excreción de metabolitos."

Es lo que llamo "el arte de la medicina". Los proveedores de atención médica deberían examinar a cada paciente como una persona en su totalidad en vez de únicamente mirar un papel que solo indica lo que está en la sangre del paciente en ese momento. Tampoco deberían comparar el análisis de sangre de esa persona con la sociedad en su conjunto, que es donde se origina la mayoría de los rangos de referencia clínicos.

Con frecuencia, los pacientes me traen sus análisis de laboratorio de otro proveedor médico y me comentan: "Me dijeron que mis análisis son normales", pero sin haber recibido una respuesta sobre por qué se sienten mal. Mi respuesta es simple: *"Lo normal no siempre es óptimo"*.

Cuando analizamos los rangos de referencia de los análisis de laboratorio, en especial en relación con las distintas hormonas que produce el cuerpo humano, ese rango de referencia se basa en el promedio de una población relativamente poco saludable, pero además es un promedio de una campana de Gauss. Les pregunto a mis pacientes: "¿No le gustaría estar siempre en el lado derecho de la campana de Gauss?" (es decir, por encima del promedio). Si estuvieran estudiando para un examen, ¿intentarían obtener la nota más baja, es decir, en el lado izquierdo de la campana? En general, no. Tampoco debería ser así en relación con nuestra salud. El lado derecho de la campana, o el extremo superior de un rango de referencia de un valor de prueba de laboratorio, es lo que considero "óptimo". El "lado derecho" del rango de referencia de las pruebas de laboratorio también se correlaciona con los pacientes que mejor se sienten, tanto mis pacientes como los de otros profesionales de toda nuestra red a nivel nacional. Desarrollamos un plan de tratamiento diseñado para que los resultados en el lado izquierdo de la campana, en el "rango de referencia normal" pero en pacientes con todos los síntomas de una insuficiencia hormonal (incluidas las hormonas tiroideas), pasen al lado derecho de la campana (el lado óptimo), donde los síntomas se resuelven "mágicamente".

Para las personas fanáticas de los datos como yo, según una gran cantidad de estudios clínicos, no hay pruebas de que exista una correlación entre los niveles absolutos de hormonas en sangre y la presencia de síntomas. Si hay un mensaje claro que espero que este libro les deje a mis lectores es que la terapia hormonal, en la forma farmacéutica y las dosis correctas, es segura y eficaz y, como avalarían miles de mis pacientes, ¡podría cambiar su vida para mejor!

CAPÍTULO 3

EL ESTRÓGENO

"He visto que el estrógeno puede convertir brujas en princesas".
Marie Hoäg, MBA

"El objetivo es conseguir que su nivel de estrógeno sea óptimo, para que no sea necesario ir a grupos de apoyo comunitario donde no se hace más que hablar sobre la desdicha de vivir sin estrógeno".
Marie Hoäg, MBA

Pobre estrógeno, ¡siempre es el culpable! El estrógeno fue la estrella de las hormonas a mediados del siglo XX, cuando los médicos recetaban un "medicamento milagroso", Premarin, que mencioné antes, y observaban cómo las mujeres "volvían a la vida". También observaron que esta hormona mágica restauraba la vitalidad y el estado de ánimo y tenía un efecto marcadamente positivo en la prevención de enfermedades cardiovasculares. Desafortunadamente, desde la primera década de este siglo, después de que se publicaron los resultados malinterpretados de la WHI, el estrógeno se considera el culpable de todo, desde cáncer e infartos de miocardio hasta derrames cerebrales y mucho más.

Un médico colega, el Dr. Johnny Peet, suele comenzar sus charlas con esta pregunta: "¿Y si en el estudio WHI se hubiera usado estrógeno natural (estradiol) y progesterona natural en vez de Premarin sintético y progestina sintética (PremPro)?". Es una pregunta excelente.

Yo creo que, si los médicos, científicos e investigadores de ese estudio hubieran usado hormonas naturales (bioidénticas) o lo más parecidas posible a las hormonas humanas, se habrían obtenido resultados muy diferentes. Se podrían haber evitado muchas enfermedades, como osteoporosis, enfermedades cardiovasculares ¡e incluso el cáncer de mama! Se podrían haber evitado muertes por caídas debido a osteoporosis, enfermedades cardiovasculares y la enfermedad de Alzheimer. Se podrían haber salvado muchas relaciones que estaban en crisis porque las mujeres estaban atravesando la menopausia y se sentían locas e incluso, lamentablemente, con ideas suicidas u homicidas. La etapa perimenopáusica en las mujeres suele provocar esas emociones confusas dirigidas hacia los seres queridos: la pareja, los familiares y, con frecuencia, los amigos y los compañeros de trabajo. Y no mencioné a las mujeres que han sufrido en las dos últimas décadas porque se les negó esa hormona vital… Todo eso se podría haber evitado para decenas de miles de mujeres si se hubiera usado el medicamento adecuado en uno de los estudios más grandes sobre salud de la mujer realizados hasta la fecha.

Pero, analicemos esto en detalle: ¿Y si el estudio continuara y los investigadores analizaran también el impacto de la testosterona en la salud de las mujeres? La testosterona es otra hormona increíblemente poderosa que producen los ovarios y que tiene un papel clave en la depresión y el estado de ánimo, la libido y la sensación general de bienestar. A mediados de los años cuarenta, se estudió la testosterona en mujeres a quienes se habían extirpado los ovarios, y los resultados fueron asombrosos cuando se combinaron con estrógeno. Todo mejoró cuando se agregó testosterona al régimen de terapia hormonal. ¿Por qué no hay más estudios sobre la testosterona en mujeres? La respuesta es sencilla. En el mercado, no se promociona para mujeres ningún medicamento con testosterona ni la testosterona sintética. Antes, se usó un medicamento sintético llamado metiltestosterona, para mujeres en etapa posmenopáusica, pero se observó un mayor riesgo de cáncer de mama y de útero debido a la conversión de un metabolito del estrógeno que es más cancerígeno. Desde entonces, se ha retirado del mercado en Estados Unidos, y la industria farmacéutica no ha investigado ni desarrollado ningún otro medicamento con testosterona para mujeres. Más adelante, hablaremos sobre la testosterona y las mujeres.

¿QUIÉN NECESITA ESTRÓGENOS?

¡Todos necesitamos estrógenos! El estrógeno no se relaciona únicamente con los sofocos, sino que tiene un rol fundamental en todos los sistemas de órganos principales de las mujeres y de los hombres. Sí, ¡también de los hombres! Así como las mujeres necesitan testosterona (en niveles más bajos, claro), los hombres producen y necesitan estrógeno para la salud sexual, la libido, la prevención del síndrome metabólico (diabetes tipo 2, obesidad e hipertensión arterial) y la salud del corazón.

> **"¡Todos necesitamos estrógenos! El estrógeno no se relaciona únicamente con los sofocos, sino que tiene un rol fundamental en todos los sistemas de órganos principales de las mujeres y de los hombres."**

El estrógeno previene la enfermedad de las arterias coronarias y también se ha demostrado que previene los accidentes cerebrovasculares y protege la zona de la lesión después de un accidente cerebrovascular o un infarto de miocardio, lo que mitiga los daños porque es una poderosa molécula antiinflamatoria. El cuerpo convierte grandes cantidades de estrógeno mediante una enzima llamada "aromatasa" a nivel de un accidente cerebrovascular o de una lesión cardiovascular por un infarto de miocardio. Hay una relación directa entre un nivel bajo de estrógeno y una tasa más alta de cáncer de colon en mujeres. En pacientes que sufren dolor crónico, se demostró que el estrógeno disminuye la sensibilidad al dolor y afecta las vías del dolor y que tiene un rol clave en el fortalecimiento de los huesos, en hombres y en mujeres, junto con la testosterona.

El estrógeno reduce la grasa visceral, es decir, la grasa que rodea los órganos vitales. Un nivel alto de grasa visceral es muy inflamatorio y se relaciona con enfermedades cardiovasculares, síndrome metabólico, diabetes y muerte prematura. El estrógeno también es fundamental para la salud del cerebro, tanto en mujeres como en hombres. Según investigaciones, el estrógeno puede prevenir la enfermedad de Alzheimer por su respuesta antiinflamatoria y porque reduce lo que se conoce como "depósitos de beta amiloide", característicos de esa enfermedad. Se ha demostrado que el estrógeno disminuye el deterioro cognitivo, mejora la claridad mental y la memoria y tiene una función muy importante en relación con el estado de ánimo y la depresión. Los descubrimientos de las últimas décadas nos permiten entender mejor el rol fundamental de los estrógenos en la prevención de las principales enfermedades crónicas.

¿DÓNDE SE ORIGINA EL ESTRÓGENO?

En las mujeres, los ovarios producen estrógenos a partir de colesterol y, en menor medida, la glándula suprarrenal lo produce mediante la conversión de DHEA. El estrógeno también se produce con una enzima que mencioné antes, la aromatasa. En los hombres, esta enzima convierte la testosterona en estrógeno en las proporciones exactas que el cuerpo necesita para mantenerse sano. En algunos hombres, se produce menos aromatasa y la conversión de estrógeno no es tan alta, mientras que en otros hombres, se produce más aromatasa de la que necesitan y se convierte más testosterona en estrógeno. Esto no es necesariamente algo malo, como se ha demostrado en muchos estudios, ya que un nivel más alto de estrógeno en un hombre se correlaciona con prevención de enfermedades cardiovasculares, mayor libido y prevención de osteoporosis. El estrógeno en los hombres también se puede generar a partir de DHEA, como ocurre en las mujeres.

> **"El estrógeno en los hombres también se puede generar a partir de DHEA, como ocurre en las mujeres."**

A veces, el estrógeno también tiene una mala reputación en los hombres, pero en general, esto ocurre en hombres que tienen grandes cantidades de grasa visceral. El estrógeno se produce en las células adiposas (o células grasas), mediante la enzima aromatasa. En algunos estudios poco documentados, se ha culpado al estrógeno por el aumento de las tasas de síndrome metabólico y de enfermedades cardiovasculares en hombres con un nivel alto de grasa visceral. Pero, ¿y si en realidad la causa fundamental es la grasa visceral inflamatoria? Buscar información en Internet puede resultar muy confuso porque se puede encontrar información contradictoria sobre el estrógeno en hombres. Yo me baso en los estudios clínicos de expertos, en los que se demostró que el 17 βestradiol (β significa "beta"), el estrógeno más potente en circulación, tiene actividad antiinflamatoria y es preventivo para muchas enfermedades crónicas, como cardiopatías, enfermedades neurovasculares, diabetes tipo 2, hipertensión, pérdida de masa ósea y síndromes de dolor crónico, tanto en mujeres como en hombres.

El estrógeno actúa estimulando los receptores de estrógeno, que están en todo el cuerpo. El estrógeno también atraviesa fácilmente la "barrera hematoencefálica", lo que significa que llega al cerebro y estimula los receptores de estrógeno que mejoran la memoria, el estado de ánimo, el razonamiento y, por supuesto, ayudan a prevenir todas las enfermedades que mencioné antes.

¿Hay "estrógenos malos"? ¡Sí! Esos tipos de estrógeno se conocen como "disruptores endocrinos". Hablaré sobre los disruptores endocrinos más adelante, cuando hablemos sobre el metabolismo del estrógeno, la salud intestinal y ciertos suplementos que pueden facilitar el metabolismo del estrógeno.

LOS ESTRÓGENOS Y EL CÁNCER DE MAMA

Hablemos sobre este tema. El mayor temor de una mujer en relación con la terapia de reemplazo hormonal es el miedo infundado a tener cáncer de mama. Quizá no lo sabe, pero la terapia con estrógenos no tiene ningún riesgo para las mujeres sobrevivientes de cáncer de mama y no aumenta la recurrencia de cáncer de mama ni la mortalidad por cáncer de mama. ¡El estrógeno se considera seguro incluso para las mujeres sobrevivientes de cáncer de mama! Como mencioné antes, la WHI publicó en 2020 un resultado increíble en la conocida revista médica JAMA. Durante 20 años, se realizó un seguimiento de largo plazo a más de 27,000 mujeres. Según los autores, en las mujeres de la rama del ensayo en la que se usó únicamente estrógeno, se observó una protección contra el cáncer de mama significativamente mayor y tasas significativamente más bajas de mortalidad (muertes) por cáncer de mama que en las mujeres que no tomaron hormonas. ¡Vaya! ¡Eso contradice todo lo que se informó al público sobre el estrógeno durante los últimos 20 años!

"¡Eso contradice todo lo que se informó al público sobre el estrógeno durante los últimos 20 años!"

Por ello, los autores ahora dicen: "Un momento, esperen, fue un error nuestro, sin progestina sintética, el estrógeno en realidad protege a las mujeres del cáncer de mama y de la muerte". Lamentablemente, según estudios, los proveedores de atención médica tardan en promedio de 8 a 13 años en modificar su práctica clínica después de conocer información nueva sobre el tratamiento de una enfermedad. Al momento de escribir este libro, pasaron tres años desde que se publicó el artículo en JAMA, y todavía no cambió ninguna directriz clínica. El estrógeno sigue figurando en las referencias de recetas médicas como potencialmente cancerígeno. A menos que un proveedor de atención médica conozca esta información, seguirá recetando según información desactualizada, y decenas de miles de mujeres no podrán contar con un medicamento que podría cambiarles la vida.

¿Por qué esta información tardó tanto en divulgarse? ¡Realmente me sorprende!

Hay cientos de miles de médicos que no leyeron ese estudio de largo plazo, siguen dando consejos desactualizados a sus pacientes y les recomiendan que eviten todas las terapias hormonales para no tener riesgo de tener cáncer de mama. Lo veo todos los días en mis clínicas. Lo escucho con frecuencia de profesionales en las conferencias y capacitaciones que dirijo, y también en mi propio consultorio, cuando las pacientes eligen creerle a su médico de cabecera e interrumpir o no comenzar su plan de optimización hormonal por el miedo infundado a tener cáncer de mama. Desafortunadamente, muchas de esas pacientes reciben un diagnóstico de cáncer de mama unos años después porque no se abordó la causa fundamental del aumento del riesgo de cáncer de mama: la dieta, las deficiencias nutricionales que facilitan el metabolismo hormonal y otras cuestiones clave.

Además, como la administración de estrógeno a las mujeres sobrevivientes de cáncer de mama no se considera parte del tratamiento estándar (en el momento en que escribo este libro), las mujeres que tienen antecedentes de cáncer de mama o tienen el gen BRCA se les indica que eviten el estrógeno a toda costa. El miedo es tan grande y arraigado que algunas mujeres incluso eligen la extracción de los ovarios y las mamas (por ejemplo, Angelina Jolie). Como se desarrollará en las secciones siguientes, evitar el estrógeno por recomendaciones que no tienen una base científica puede tener consecuencias nefastas para la salud.

Durante más de una década, investigué y capacité sobre la falta de pruebas que apoyan la función del estrógeno en la causalidad del cáncer de mama o en el aumento del riesgo de muerte por cáncer de mama. Agradezco que los estudios clínicos por fin informen lo que quienes estamos bien informados hemos sabido durante 20 años. Sin embargo, como la terapia hormonal con estrógeno todavía no es el tratamiento estándar para mujeres sobrevivientes de cáncer de mama con receptores de estrógeno positivos, no se recomienda hasta que los resultados de las investigaciones se reflejen en las directrices y normas de la práctica clínica.

EL ESTRÓGENO Y LOS HUESOS

Se sabe y se acepta que el estrógeno es fundamental para la salud de los huesos. Según investigaciones, las mujeres que evitan la terapia de reemplazo con estrógeno después de la menopausia tienen un riesgo mucho mayor de tener osteoporosis y fracturas osteoporóticas que las mujeres que toman estrógeno, y cuando se agrega el reemplazo de testosterona, el fortalecimiento óseo es incluso mayor. Desde hace décadas, se sabe que la testosterona combinada con estrógeno tiene efectos beneficiosos para los huesos.

En dos grandes estudios de finales de la década de los ochenta y principios de la década de los noventa, se demostró que cuando la terapia de testosterona se agregaba a la de estrógeno en una forma farmacéutica que se conoce como "terapia hormonal continua con implantes de pellets hormonales (gránulos)", había un efecto acumulativo en la densidad mineral ósea en comparación con el uso de estrógeno solo. Esto se debe a la abundancia de receptores de estrógeno y andrógenos en los tres tipos de células óseas: osteoclastos, osteoblastos y osteocitos, lo que indica su doble función en el desarrollo óseo. De acuerdo con los resultados del estudio de 1987 sobre implantes de pellets de estrógeno y testosterona, no solo se observó un gran aumento de la densidad mineral ósea, sino que no se observaron efectos adversos.

En el ensayo PEPI (Intervenciones posmenopáusicas de estrógeno/progestina), un estudio de seguimiento de ocho años sobre hormonas y la pérdida de masa ósea en mujeres en etapa posmenopáusica, se observó que las mujeres que dejaron de usar hormonas, o que nunca las usaron, tuvieron tasas significativas de pérdida de masa ósea en comparación con las mujeres que siguieron con su terapia hormonal.

Los efectos en el reemplazo continuo de estrógeno, progesterona y testosterona y en los huesos nunca fue tan marcado como cuando se comenzó a tratar a pacientes con terapia de pellets hormonales. Tuve una paciente que tenía osteoporosis desde hacía casi una década. No tuvo efectos positivos con nada de lo que probó ni con ninguno de los medicamentos que tomó. Después de dos años de terapia de reemplazo hormonal continua con pellets, llegó emocionada al consultorio para mostrarme los resultados de la última densitometría ósea. Por primera vez en más de una década, ¡estaba fortaleciendo los huesos! La osteoporosis se había convertido en osteopenia. Dos años después, la osteopenia desapareció por completo y sus densitometrías óseas eran completamente normales.

El estrógeno también es una hormona muy importante para el desarrollo óseo en los hombres. La testosterona y el estrógeno son fundamentales para el desarrollo normal de los huesos y, a medida que los hombres envejecen, hay una disminución de ambas hormonas. Esta disminución con la edad se relaciona con muchos problemas de salud, incluida la osteoporosis.

EL ESTRÓGENO Y EL CORAZÓN

Durante muchos años, sufrí crisis de algo que se conoce como taquicardia supraventricular. Comenzó cuando tenía alrededor de 18 años, después de tener mi primer hijo, y se hizo cada vez más frecuente con los años. Esa afección ocurre cuando el corazón comienza a latir muy rápido sin motivo, y puede ser muy desconcertante. Como el corazón late muy rápido, la sangre no bombea bien hasta el cerebro y, en muchos casos, sentí que me iba a desmayar. Con los años de capacitación clínica, aprendí que hay ciertas maniobras que se pueden hacer para detener los latidos erráticos, pero en dos casos, no pude controlarlos y terminé en una sala de emergencias.

Aproximadamente un mes antes de mi última visita a la sala de emergencias, consulté a un cardiólogo especializado en arritmia. Me dijo que era probable que tuviera que someterme a lo que se llama una "ablación cardíaca", que consiste en buscar la vía en el corazón que provoca el latido irregular y cauterizarla para que deje de funcionar. Me pareció una solución extrema para algo que había podido controlar toda mi vida adulta. Además, un posible efecto secundario del procedimiento era la muerte, por lo que decidí no hacerlo. Esto fue hasta que la semana siguiente tuve otra crisis que no pude controlar. Mi vecino me llevó a la sala de emergencias local y, esta vez, el médico de emergencias no me daría el alta sin darme un medicamento llamado "adenosina".

¡No me gustó lo que sentí cuando el corazón se detuvo con ese medicamento! Eso es lo que hace la adenosina, literalmente detiene el corazón durante unos segundos (que parecen una eternidad), y se espera que cuando el corazón vuelva a latir, tenga un ritmo normal. La primera inyección, que se sintió exactamente como se suelen describir los infartos de miocardio (una sensación de dolor aplastante que bajaba por el brazo izquierdo y la pierna izquierda) no funcionó. El médico ordenó una segunda inyección e ignoró mis súplicas de que esperara un poco. Afortunadamente, la segunda inyección funcionó. Llamé a mi cardiólogo desde la cama del hospital y programé una cita para realizar la ablación. El procedimiento fue exitoso, y durante cinco o seis años, no tuve problemas de latidos irregulares.

En aquel momento, no reconocí que había un patrón interesante: las crisis a lo largo de los años habían coincidido con mi ciclo menstrual. A los cuarenta y tantos, mis ciclos menstruales se volvieron más irregulares debido a la perimenopausia y comencé a tener los mismos latidos irregulares que antes provocaban las crisis taquicárdicas prolongadas. Programé otra cita con mi cardiólogo, porque recordaba que me había advertido que la ablación podía no durar para siempre. Tenía miedo de tener que volver a someterme al procedimiento. En la consulta con el cardiólogo, me colocaron un monitor cardíaco y me hicieron varias pruebas, pero no encontraron nada malo, por lo que decidí esperar.

Un día, mientras preparaba los apuntes para una charla sobre estrógeno, me di cuenta de que cuando el nivel de estrógeno es bajo o fluctúa, puede provocar problemas en la conducción cardíaca, es decir, en los latidos del corazón. Decidí controlar mi nivel de estrógeno en sangre y, efectivamente, fluctuaban drásticamente debido a la perimenopausia. De inmediato, comencé un tratamiento con una dosis baja de estrógeno, para nivelar las fluctuaciones. Los latidos erráticos del corazón desaparecieron. Muchas de mis pacientes han tenido el mismo problema cuando disminuye el estrógeno, pero lo noté en mí al principio. Actualmente, cuando comienzo a tener latidos irregulares, es señal de que mi nivel de estrógeno es bajo y de que debería tener otra cita de terapia de pellets hormonales. Más adelante, hablaré de los pellets hormonales, en la sección sobre opciones de tratamiento de terapia hormonal.

En numerosos estudios a lo largo de las décadas, se demostró el efecto positivo que tiene el estrógeno sobre el sistema cardiovascular. Se demostró que el 17 βestradiol, el estrógeno principal del cuerpo humano, protege al corazón de las enfermedades cardíacas. Se ha demostrado que en mujeres en etapa de posmenopausia y que reciben terapia de reemplazo de estrógeno, disminuye marcadamente el número de casos de muerte por infarto de miocardio.

"En numerosos estudios a lo largo de las décadas, se demostró el efecto positivo que tiene el estrógeno sobre el sistema cardiovascular."

¿Y qué sucede con la afirmación de que las mujeres deberían tomar la dosis más baja de hormonas durante el menor tiempo posible o de que no deberían comenzar una terapia hormonal después de los 60 años? Afortunadamente, esas recomendaciones quedaron descartadas en 2017. Sin embargo, en 2018, se publicó un interesante estudio en el que se evaluaron casi 490,000 mujeres que recibieron terapia hormonal con estrógeno entre 1994 y 2009. En ese estudio, se descubrió que en las mujeres que recibían terapia hormonal para la menopausia, no solo disminuyó significativamente el riesgo de cardiopatía, sino también el riesgo de muerte por accidente cerebrovascular y de *todas las causas de muerte*. En el estudio, se indicó además que todas las disminuciones del riesgo eran comparables en las mujeres que habían comenzado la terapia hormonal antes de los 60 años y en las que la habían iniciado después de los 60 años. La antigua recomendación de no comenzar a usar hormonas después de los 60 años por motivos de seguridad perdió popularidad. Me pregunto si su médico de cabecera estará al tanto de esto.

En el ensayo ELITE, un ensayo de terapias tempranas vs. terapias tardías con estrógeno, los autores analizaron los efectos del estradiol oral sobre la evolución de la ateroesclerosis en más de 600 mujeres sanas en etapa de posmenopausia. Las mujeres que participaron en el estudio tenían ateroesclerosis subclínica (leve), también conocida como "endurecimiento de las arterias". Se observó que en las mujeres que comenzaron a tomar estrógeno en una fase temprana del ensayo (en promedio, en los tres primeros años de la menopausia), disminuyó más del 50 % la tasa de evolución de la cardiopatía en comparación con las mujeres que no recibían terapia con estrógeno.

No solo es seguro para mujeres de todas las edades, sino que en algunos estudios se observó que es peligroso que las mujeres dejen de tomar estrógeno repentinamente. En dos estudios de 2016 y 2017, se observó que el estrógeno tiene efectos muy importantes sobre el funcionamiento del corazón, incluidas la presión arterial y la relajación endotelial (la capacidad de las arterias de expandirse y contraerse), y también en el proceso de dilatación del corazón, que puede causar insuficiencia cardíaca congestiva. Indicaron que no se recomienda interrumpir la administración de estrógeno, ya que la falta repentina en la circulación puede predisponer a las mujeres a sufrir crisis cardiovasculares posiblemente mortales. En un estudio histórico de 2016, los autores afirmaron que el estrógeno debería ser una estrategia preventiva no solo para reducir la pérdida de masa ósea y la diabetes de reciente diagnóstico, ¡sino también las enfermedades cardiovasculares y *todas las causas de muerte!*

> **"En un estudio histórico de 2016, los autores afirmaron que el estrógeno debería ser una estrategia preventiva no solo para reducir la pérdida de masa ósea y la diabetes de reciente diagnóstico, ¡sino también las enfermedades cardiovasculares y todas las causas de muerte!"**

¡Qué afirmación audaz! ¡Increíble!

También se demostró que el estrógeno tiene un efecto positivo en los niveles de colesterol en hombres y mujeres. En un estudio, el LDL (o "colesterol malo") disminuyó en las mujeres que recibieron implantes de pellets de estrógeno, mientras que el HDL (o "colesterol bueno") aumentó significativamente. En otro estudio, se observó que en hombres que tomaban suplementos de testosterona, la conversión a estrógeno mediante la aromatasa disminuyó el colesterol total y los triglicéridos y aumentó el colesterol HDL. En un importante estudio realizado en hombres en 2007, se encontró que el estrógeno está posiblemente relacionado con la apolipoproteína A (una molécula beneficiosa para los niveles de colesterol) y con la regulación de la presión sanguínea. Los hombres con mayores niveles de estrógeno tenían un menor riesgo de sufrir una enfermedad cardiovascular.

Cuando la testosterona y el estrógeno se combinan en terapias hormonales para mujeres, se observó que tiene beneficios adicionales para el sistema cardiovascular, incluida una disminución del colesterol total, del colesterol LDL y de la grasa abdominal y un aumento de la densidad ósea y de la masa muscular. Es sumamente importante optimizar todas las hormonas, no solo una. El cuerpo humano está diseñado para trabajar en armonía, y todas las hormonas funcionan de forma sinérgica para tener mayor efecto en la salud que el que tendría una sola hormona.

EL ESTRÓGENO Y EL CEREBRO

Una de mis pacientes, de 82 años, hace casi una década que toma y deja de tomar hormonas. Aunque le expliqué sobre las hormonas, no podía superar el miedo al estrógeno. Durante muchos años, su médico de cabecera le había dicho que el estrógeno provocaría cáncer de mama. En los últimos cinco años, ella notó que su memoria estaba empeorando progresivamente. Eso le preocupaba mucho porque en todos los demás aspectos de la vida es muy saludable y activa. Estaba preocupada de que pudiera tener la enfermedad de Alzheimer, y eso la angustiaba. Esa sensación por perder la memoria la deprimía y ya no le encontraba sentido a la vida. Después de reflexionar mucho y de que su hijo hablara mucho con ella sobre el temor infundado al cáncer de mama y sobre el peligro real de desarrollar la enfermedad de Alzheimer, accidentes cerebrovasculares, enfermedades cardiovasculares y fracturas osteoporóticas, a regañadientes decidió volver a tomar hormonas.

A las dos semanas de retomar la terapia hormonal con estrógeno, progesterona y testosterona, su hijo y su nieta informaron que no se quejaba de la memoria, que su estado de ánimo había mejorado mucho y que ya no tenía depresión ni deseo de morir.

El estrógeno tiene una función increíblemente importante en la prevención de enfermedades crónicas que afectan negativamente el funcionamiento del cerebro. Se ha demostrado que el estradiol reduce el riesgo de Alzheimer, deterioro cognitivo y pérdida de la memoria. En un estudio de 2017 sobre estrógeno y enfermedad de Alzheimer, cuando se compararon mujeres en etapa posmenopáusica que tomaban estrógeno y mujeres que no tomaron estrógeno durante un promedio de 15 años, se encontró un marcado aumento del flujo sanguíneo hacia el cerebro y una disminución del riesgo de demencia en las mujeres que tomaban estrógeno. Además, se observó que el estrógeno protege al cerebro al disminuir la betaamiloide, una proteína que, cuando está presente en grandes cantidades, se agrupa y forma las placas características de la enfermedad de Alzheimer.

En ese mismo estudio, se demostró que *la progestina* (no la progesterona), puede reducir los efectos positivos del estrógeno sobre el cerebro y puede empeorar el Alzheimer. Esto es opuesto a lo que ocurre con la hormona natural progesterona, que actúa de forma sinérgica

"En ese mismo estudio, se demostró que la progestina (no la progesterona), puede reducir los efectos positivos del estrógeno sobre el cerebro y puede empeorar el Alzheimer."

a la acción positiva del estrógeno en el cerebro, al igual que la testosterona. Más adelante, hablaremos sobre las diferencias entre progesterona y progestina.

En un estudio relevante publicado a principios de 2002 y actualizado en 2012, se observó una reducción del 30 % de la enfermedad de Alzheimer en mujeres que comenzaron la terapia hormonal con estradiol en los cinco años posteriores al inicio de la menopausia y la continuaron durante más de 10 años. En algunas investigaciones posteriores sobre este tema, se responde la pregunta "cómo ocurre eso". El estradiol (y el estradiol por la conversión de la testosterona) tiene un rol clave en disminuir lo que se denomina "apoptosis" (o muerte celular) inducida por betaamiloide, al aumentar la cantidad de la proteína denominada BCLxL. Esta proteína pertenece a la familia de proteínas BCL2, conocidas como proteínas "antienvejecimiento". Pueden ayudar a regular la supervivencia de las células sanas y la muerte de las células dañadas, un proceso que se conoce como "autofagia". La autofagia es una cosa realmente genial que el cuerpo humano hace de forma natural cuando todo a nivel celular está en armonía, que en el campo médico se denomina "homeostasis".

El término autofagia deriva del griego y significa "comerse a uno mismo". Es un proceso que se programa de forma natural en las células que no funcionan correctamente. Un resultado del envejecimiento y de la deficiencia hormonal es un nivel de autofagia insuficiente. Posiblemente, este es uno de los principales motivos por los que, a medida que las personas envejecen, puede aumentar el riesgo de tener distintas enfermedades que surgen como consecuencia de una autofagia insuficiente.

La autofagia tiene una función importante como inhibidora de tumores en casos de cáncer, y se están investigando formas de aumentar la muerte selectiva de células tumorales. ¿Es posible que el hecho de optimizar las hormonas para que los niveles sean como los de la juventud (cuando los tipos de cáncer asociados a la edad son casi inexistentes) sea una forma beneficiosa de prevención?

¿Y los accidentes cerebrovasculares? Mencioné antes los efectos beneficiosos del estradiol en caso de accidentes cerebrovasculares y lesiones por accidentes cerebrovasculares. Veamos los resultados de algunas investigaciones sobre este tema. En 2014, comenzó una investigación que analizaba el efecto del estradiol sobre el cerebro después de un accidente cerebrovascular isquémico. Un accidente cerebrovascular isquémico suele ser causado por un coágulo (o una placa que se rompe) que interrumpe el flujo sanguíneo hacia esa zona del cerebro y, si no se trata rápido, puede provocar la muerte de esa zona del cerebro. Si no se interviene en los minutos siguientes al inicio del accidente cerebrovascular, puede haber muerte cerebral permanente; de ahí las consecuencias devastadoras, y con mayor frecuencia de por vida, de la discapacidad después de un accidente cerebrovascular.

Se descubrió que, a nivel de una lesión por accidente cerebrovascular, se genera una gran cantidad de estradiol mediante la enzima aromatasa. Esto permitió inferir que el estradiol tiene un rol clave en la protección del cerebro después de un accidente cerebrovascular. En los estudios iniciales, se encontró que el estradiol activaba varias vías que protegían el cerebro, principalmente a través de vías antiinflamatorias y de respuesta inmunitaria. En un estudio posterior, se usó 17 βestradiol en pacientes de un hospital de investigación que habían tenido un accidente cerebrovascular, y se descubrió que el estradiol aumenta la cantidad de diversas proteínas que participan en la supervivencia celular. También disminuyó el nivel de ciertas proteínas que participan en la muerte celular, denominadas proteínas proapoptóticas. Como profesional de cuidados intensivos, pasé muchos años en salas de emergencias, y como hospitalista, atendí a pacientes que sufrieron un accidente cerebrovascular, por lo que estos resultados me emocionan.

La investigación más reciente sobre este tema, publicada en 2023, coincide con investigaciones anteriores en que el estrógeno tiene una función neuroprotectora muy importante en el cerebro y un efecto muy positivo sobre el sistema inmunitario y la inflamación, dos áreas que se conoce que están relacionadas con los accidentes cerebrovasculares. En el estudio, se destacó que el estrógeno no solo protege contra la muerte celular, sino que es fundamental para estimular nuevas células cerebrales o neuronas.

Una de las principales conclusiones del estudio de 2023 es que las diferencias en los resultados sobre estrógeno y accidentes cerebrovasculares y su evolución *dependen del tipo de hormonas que se usen*. Según el estudio, la progestina y el estrógeno sintético tienen efectos marcados

"Los resultados sobre estrógeno y accidentes cerebrovasculares y su evolución dependen del tipo de hormonas que se usen."

y muy distintos en el cerebro, en relación con la prevención y la protección, en comparación con el 17 βestradiol y la progesterona, las hormonas naturales que produce el cuerpo humano. Por eso, es muy importante que al comenzar una terapia de reemplazo de hormonas, se use una molécula hormonal lo más parecida posible a la que produce su propio cuerpo: 17 βestradiol, progesterona micronizada y testosterona para mujeres, y testosterona para hombres.

EL ESTRÓGENO Y LA PIEL

La piel es el órgano más grande del cuerpo. Sí, la piel se considera un órgano. Es una barrera viva que separa el interior de nuestro cuerpo del mundo exterior. Con frecuencia, es el primer órgano que muestra signos de toxicidad en el cuerpo, ya sea como acné, eczema, rosácea o diversos tipos de sarpullido o bultos. La homeostasis (otra vez esa palabra) de la piel como una barrera de defensa y transporte de sustancias y químicos (beneficiosos o nocivos) es muy importante, y el estrógeno tiene un rol clave en el bienestar de este órgano.

El estrógeno tiene una función importante no solo en relación con la apariencia de la piel (líneas de expresión, arrugas, piel seca, "manchas de la edad"), sino también en la cicatrización de heridas y en la respuesta inmunitaria. Un inmunomodulador es una sustancia que modifica la respuesta inmunitaria para ayudar al organismo a combatir enfermedades. ¿Recuerdan que en la sección anterior sobre el corazón y el cerebro vimos cómo el estrógeno funciona como agente antiinflamatorio e inmunomodulador? En la piel ocurren los mismos procesos que en el cerebro, el corazón y en muchos otros órganos o sistemas del cuerpo. El estrógeno aumenta el colágeno y la elasticidad de la piel, y también su grosor, y además de mantener nuestro aspecto juvenil, esa piel firme y más gruesa también nos aísla del frío.

Hay receptores de estrógenos en todas las capas de la piel, también llamadas "capas dérmicas", lo que indica que la función del estrógeno no solo está relacionada con la apariencia cosmética de la piel, sino también con el crecimiento del vello y la función de las glándulas sudoríparas y sebáceas, que mantienen la piel hidratada y con aspecto humectado. La tasa de pérdida de espesor de la piel que ocurre después de la menopausia sin reemplazo de estrógeno es similar a la tasa de pérdida de masa ósea en mujeres después de la menopausia sin reemplazo de estrógeno. El contenido de colágeno en la piel disminuye 30 % en los primeros años de la menopausia y, después de la menopausia, 2 % por año.

Los cambios relacionados con la edad que ocurren con la menopausia se pueden revertir en gran medida reemplazando el estrógeno natural, pero como sucede con todos los demás procesos del cuerpo que comentamos hasta ahora, se obtienen más beneficios cuando se reemplazan todas las hormonas que están en un nivel deficiente: estrógeno, testosterona y progesterona en las mujeres, y testosterona, que se convierte en estrógeno de forma natural, en los hombres. Según observaciones clínicas de pacientes, la terapia de reemplazo hormonal con 17 β-estradiol mejora el grosor, la hidratación y la elasticidad de la piel, disminuye las arrugas y revierte la alteración de la cicatrización de heridas y la inflamación que ocurre cuando las hormonas comienzan a disminuir.

Para concluir, quiero destacar la importancia del estrógeno. Antes de pasar por la menopausia, no le daba al estrógeno tanto crédito como a la testosterona en su función de ayudar a las pacientes a sentirse mejor. Pero me di cuenta de que el estrógeno es fundamental. Cuando mi nivel de estrógeno está bajo, mi cerebro está cansado. Muchas veces, mis pacientes mujeres me han dicho lo mismo. Ahora noto la diferencia: un nivel bajo de estrógeno causa fatiga mental y un nivel bajo de testosterona causa fatiga física. Cuando el nivel de estrógeno se restablece al nivel de la juventud, mejora la elasticidad y la hidratación de la piel, disminuye la grasa abdominal y mejora el funcionamiento del cerebro y el estado de ánimo, ¡simplemente todo es mejor!

CAPÍTULO 4

LA PROGESTERONA

La progesterona, palabra que deriva de "pro" y "gestación" y que significa "para el embarazo", es una hormona muy importante en las mujeres. Antes, se creía que la progesterona solo era beneficiosa para la mujer en etapa premenopáusica, para regular los ciclos menstruales y proteger el embarazo. Pero actualmente se sabe que hay receptores de progesterona en muchas partes del cuerpo donde también hay receptores de estrógeno y testosterona, lo que indica el rol importante que tiene en muchos de sistemas del organismo. El cerebro, los huesos, el tejido mamario y los órganos reproductivos de las mujeres dependen en gran medida de la influencia de la progesterona en los receptores de progesterona. Estos receptores se han identificado en muchos sistemas del cuerpo y se activan en diversas situaciones.

La progesterona se opone a la influencia del estrógeno en algunas partes del cuerpo, como el útero y las mamas, y equilibra el efecto del estrógeno durante el síndrome premenstrual, cuando las mujeres tienen más retención de líquidos, hinchazón y dolor de cabeza. Como dijo mi colega: "La progesterona es clave para la vida", porque la vida no puede empezar sin un nivel de progesterona adecuado y puede terminar por falta de progesterona, y se puede notar su impacto en las tasas de cáncer de colon, endometrio, ovarios, piel y próstata.

La progesterona se sintetiza en el cerebro y se considera un "neuroesteroide", como el estrógeno y la testosterona. Tiene un rol fundamental en el desarrollo de nuevas neuronas y células del cerebro, influye en el aprendizaje y el estado de ánimo, y se ha usado con éxito en ensayos clínicos como infusión posterior a una lesión cerebral traumática, para reducir el edema cerebral y promover la recuperación. También se ha demostrado que esta hormona protege el cerebro después de un accidente cerebrovascular, tanto junto con estrógeno como independientemente de estrógeno, y que es beneficiosa en la enfermedad de Alzheimer debido a que tiene un rol clave en la inflamación y en la respuesta inmunitaria. La disminución de la progesterona también es una de las causas fundamentales de la depresión posparto.

El Dr. Neal Rouzier, uno de mis mentores y de quien aprendí mucho sobre hormonas, es un apasionado por la progesterona. Se especializa en medicina de emergencia y, a lo largo de los años, aprendió sobre los beneficios de la optimización hormonal, abrió una clínica y, desde hace más de treinta años, enseña sobre este tema en todo el mundo. Cuando enseña sobre la progesterona, siempre cuenta la historia de una mujer que una noche llegó a la sala de emergencias por depresión.

Era una noche muy concurrida en la sala de emergencias y, al parecer, el personal de enfermería creyó que esa mujer ejecutiva bien arreglada les hacía perder el tiempo a todos en la sala. Después de llevarla a una habitación, pasaron varias horas hasta que el Dr. Rouzier pudo verla. Le hizo las preguntas de rutina sobre por qué había ido al servicio de emergencias. La paciente le dijo que había tenido un bebé unas seis semanas antes y que sentía que quería matar a su bebé y después, suicidarse. No tenía nada planeado, pero estaba muy asustada.

En ese momento, el Dr. Rouzier supo exactamente lo que la paciente necesitaba y ordenó que le administraran una inyección de 400 mg de progesterona. Y le dijo a la paciente: "Volveré en una hora para ver cómo se siente". Cuando volvió, la paciente parecía completamente distinta y le preguntó al médico: "¿Qué me dio? No puedo creer lo bien que me siento". El Dr. Rouzier le explicó que después de tener un bebé, el nivel de progesterona puede estar muy bajo y a veces tarda un poco en volver a subir. La paciente simplemente tenía una gran deficiencia de progesterona y necesitaba ayuda mientras su cuerpo volvía a la normalidad. Le recetó una dosis de progesterona oral mayor a la habitual para que tomara todas las noches y le dijo que hiciera una consulta con su ginecólogo en unas semanas para controlar el nivel de hormonas.

La progesterona ha sido denominada la "hormona calmante", y cuando se toma la semana anterior al ciclo menstrual, puede reducir en gran medida la hinchazón y los efectos del síndrome premenstrual. Si se toma a la noche, ayuda a tener un sueño reparador y, si se toma como comprimido soluble sublingual en horas del día, puede reducir la ansiedad. Varios de mis colegas que tratan a adolescentes mujeres usan progesterona con bastante éxito, en dosis mucho más bajas, para tratar los cambios en el estado de ánimo y la ansiedad que son el resultado de los cambios hormonales característicos de la pubertad.

La madre de una paciente de 13 años de un médico colega estaba tan desesperada por conseguir ayuda para su hija que estaba dispuesta a probar cualquier cosa. El estado de ánimo y el comportamiento erráticos de su hija estaban alterando la vida en el hogar, y ella se despertaba a la noche con ataques de ansiedad. El médico le recetó una dosis baja de progesterona oral a la noche, y desaparecieron todos esos problemas.

Se cree que los beneficios de la progesterona en relación con el estado de ánimo y la ansiedad ocurren porque la progesterona estimula el sistema GABA y afecta los niveles de serotonina en el cerebro. Los neurotransmisores son mensajeros químicos, como las hormonas, que transmiten mensajes en el sistema nervioso. GABA es un neurotransmisor del cerebro que equilibra la excitabilidad del cerebro, por lo que tiene un efecto calmante. En muchos casos, resulta más eficaz que los antidepresivos, en especial cuando los trastornos del estado de ánimo están relacionados con fluctuaciones hormonales. La serotonina es un neurotransmisor que ayuda a regular el estado de ánimo, el apetito, el sueño y la función sexual y provoca sensación de felicidad, satisfacción y relajación. La progesterona también se ha usado con éxito para tratar las migrañas relacionadas con la menstruación. Además, cuando la mujer comienza a tener ciclos menstruales muy abundantes y más seguidos (en general, en la década de los cuarenta), tomar progesterona a la noche puede regular y aliviar esos ciclos. A esa edad, el nivel de progesterona comienza a disminuir, y si el nivel de progesterona es bajo y el nivel de estrógeno es normal, aumenta el revestimiento del útero y lo que se conoce como "sangrado uterino disfuncional".

Es importante entender que hay una gran diferencia entre la progesterona natural (también conocida como "progesterona bioidéntica" o "progesterona micronizada") y la forma sintética de la progesterona, llamada "progestina". La progestina es muy distinta de la progesterona natural, desde los receptores a los que se une hasta las acciones en las células y los efectos secundarios. Todos son opuestos a los de la progesterona natural. Por ejemplo, se sabe que la progestina sintética causa malformaciones congénitas extremas en un bebé en desarrollo, mientras que la progesterona natural es fundamental para proteger el embarazo en el primer trimestre. Sin suficiente progesterona, la mujer embarazada tendrá un aborto espontáneo (de ahí el significado de la raíz del nombre). Se ha demostrado que la progesterona protege las mamas contra el cáncer de mama, mientras que la progestina es el único tipo de hormona que en estudios clínicos se observó que aumenta el riesgo de cáncer de mama. Además, la progestina aumenta el dolor y la hinchazón de las mamas, mientras que la progesterona disminuye esos efectos. Las progestinas sintéticas también tienen marcados efectos secundarios, como depresión, ansiedad, fatiga, dolor de cabeza, mayor cantidad de coágulos sanguíneos, retención de líquidos y disminución del colesterol "bueno" o HDL, ¡todo lo contrario a los efectos de la progesterona natural!

Aunque las glándulas suprarrenales y los testículos producen una cantidad muy baja de progesterona en los hombres, no se ha demostrado que esta hormona sea clínicamente útil para tratar la deficiencia hormonal en hombres. Se cree que la progesterona está relacionada con la producción de esperma, pero más allá de esa función, no se ha estudiado mucho como una hormona clave para los hombres. La limitada investigación sobre el uso de progesterona en hombres es como tratamiento de problemas específicos no hormonales, como traumatismos cerebrales, problemas cardiovasculares, recuperación por infección con COVID 19, para dejar de fumar y otros tratamientos para la retirada de medicamentos.

Entonces, la progesterona es una hormona que tiene un rol esencial en diversos procesos fisiológicos en hombres y en mujeres. Estos son algunos de los beneficios de la progesterona:

1. **Regula el ciclo menstrual:** la progesterona participa en la regulación del ciclo menstrual en las mujeres. Ayuda a preparar el útero para el embarazo engrosando el revestimiento uterino (el endometrio) y manteniendo su integridad. En casos de desequilibrio hormonal, los suplementos de progesterona pueden ayudar a regular el ciclo menstrual.

2. **Ayuda a proteger el embarazo:** la progesterona se considera habitualmente como la "hormona del embarazo" ya que es vital para mantener un embarazo saludable. Ayuda a mantener el revestimiento uterino y el desarrollo del feto y previene las contracciones que podrían provocar un parto prematuro.

3. **Reduce los síntomas del síndrome premenstrual (SPM):** la progesterona puede aliviar los síntomas asociados con el síndrome premenstrual, como la hinchazón, la sensibilidad de las mamas, los cambios de estado de ánimo y la irritabilidad. Ayuda a equilibrar los niveles hormonales y puede aliviar los síntomas graves del síndrome premenstrual.

4. **Favorece la salud ósea:** la progesterona participa en el mantenimiento de la densidad ósea. Promueve la formación de tejido óseo y ayuda a prevenir la pérdida de masa ósea, en especial durante la menopausia, cuando disminuye el nivel de estrógeno. La terapia con progesterona puede ser beneficiosa para prevenir la osteoporosis y disminuir el riesgo de fracturas.

5. **Favorece la salud cardiovascular:** se ha demostrado que la progesterona tiene efectos positivos sobre la salud cardiovascular. Ayuda a regular la presión arterial, reducir la inflamación y mejorar los perfiles de lípidos, lo que puede disminuir el riesgo de enfermedades cardiovasculares.

6. **Mejora el estado de ánimo y aumenta la relajación:** la progesterona tiene un efecto calmante en el sistema nervioso central. Puede ayudar a mejorar el estado de ánimo, reducir la ansiedad y promover una sensación de relajación y bienestar.

7. **Ayuda a mantener la función cerebral:** en el cerebro, hay receptores de progesterona, y la progesterona participa en diversos procesos neurológicos. Puede mejorar la función cognitiva y la memoria, y protege contra enfermedades neurodegenerativas.

8. **Favorece la salud de la piel:** la progesterona ayuda a mantener la piel sana estimulando la producción de colágeno y reduciendo la sequedad. Puede ayudar a mejorar la elasticidad de la piel y reducir la aparición de arrugas.

CAPÍTULO 5

LA TESTOSTERONA

"La testosterona es muy importante para tener una
sensación de bienestar cuando uno envejece".
Sylvester Stallone

¡El comentario de Sly Stallone sobre la sensación de bienestar es innegable! Una gran cantidad de pacientes, tanto hombres como mujeres, comparten esa opinión. La testosterona es la hormona para sentirse bien. Cuando está en un nivel bajo o subóptimo (a la izquierda del rango de referencia), aparecen muchos síntomas inespecíficos, como cansancio (en especial entre las dos y las cuatro de la tarde), niebla mental, pérdida de la memoria a corto plazo ("¿A qué vine a esta habitación?" "¿Dónde estacioné el coche?"). Irritabilidad y cambios de humor, ansiedad, insomnio y despertarse entre las dos y las cuatro de la mañana son solo algunos de los síntomas de un nivel bajo de testosterona. Y, por supuesto, la falta de libido en las mujeres y, si bien es el último síntoma en presentarse en los hombres, la disfunción eréctil. Todos estos problemas cotidianos pueden causar estragos en las relaciones, sobre todo en los matrimonios. He visto cómo se reestablecieron innumerables relaciones cuando una o ambas partes de la pareja optimizó sus hormonas.

Recuerdo a un paciente joven que se jubiló anticipadamente del ejército, donde era paracaidista, debido a depresión y fatiga debilitantes, cambios de estado de ánimo erráticos y episodios de ira extrema. Su esposa se convirtió en el sostén principal de la familia mientras él continuamente buscaba ayuda y tratamiento para sus síntomas. Al parecer, los médicos de la clínica militar no encontraban una respuesta. Después, aumentó de peso, lo que empeoró su depresión y dañó su autoestima. Se convirtió en una pesadilla convivir con él; su esposa y sus hijos tenían que ser cuidadosos con él, y en el hogar el ambiente era siempre tenso. Su esposa se enteró de nuestras clínicas y, al buscar información, encontró que su esposo tenía todos los síntomas que se describían para un nivel bajo de testosterona, y programó una cita.

Al revisar los análisis de sangre y el historial médico del esposo (había tenido varias conmociones cerebrales debido a su trabajo), descubrimos que no solo tenía un nivel muy bajo de testosterona (de solo dos dígitos), sino que también tenía síndrome de intestino permeable grave. Esto tiene sentido, ya que los traumatismos en la cabeza y las conmociones cerebrales repetidos (leves o graves), afectan profundamente a la glándula pituitaria, donde se secreta la hormona luteinizante, que estimula la producción de testosterona en los testículos. Además, unos 30 minutos después de un traumatismo en la cabeza, puede haber permeabilidad intestinal (intestino permeable). Más adelante, hablaremos en detalle sobre intestino permeable.

Comenzamos a tratarlo con testosterona, abordamos las deficiencias nutricionales, intestinales y otras y, por primera vez en cuatro años, la pareja tuvo esperanza. Cuando volví a verlo al mes siguiente, era una persona totalmente distinta. Casi no lo reconocí, y él tampoco podía creer los cambios. Intentó informar a los médicos militares sobre el tratamiento que estaba recibiendo y trató de continuar el tratamiento a través de la clínica militar, debido al costo, pero lamentablemente sin éxito.

La testosterona es la hormona activa más abundante en hombres y en mujeres. Quizá le sorprenda, pero es así, las mujeres producen y

> **"La testosterona es la hormona activa más abundante en hombres y en mujeres."**

necesitan testosterona. Es una hormona esencial para todas las personas a lo largo de toda la vida. Hay receptores de testosterona en todos los sistemas del cuerpo: el folículo piloso, la piel y el cuero cabelludo; el cerebro, la médula espinal, el tejido nervioso, los ojos y los oídos; la tiroides y otras glándulas endocrinas; el tejido cardiovascular, el tejido mamario y el tejido pulmonar; el útero y la vagina; el tracto gastrointestinal, los músculos, los huesos y las células grasas. De la cabeza a los pies, la testosterona afecta a más sistemas del cuerpo que cualquier otra hormona sexual.

La testosterona se produce principalmente en los testículos en los hombres, y en cantidades más reducidas en los ovarios y en las glándulas suprarrenales en las mujeres. Unas células especializadas llamadas "células de Leydig", en los testículos, producen y liberan testosterona en respuesta a las señales de la hormona luteinizante (LH) que es secretada por la glándula pituitaria. Este proceso se conoce como "producción de testosterona testicular" o "producción de testosterona en las células de Leydig". En las mujeres, los ovarios producen testosterona, aunque en cantidades mucho menores que la que se genera en los hombres. La producción ovárica de testosterona ocurre en las células del estroma ovárico y está regulada por la hormona luteinizante (LH) y por la hormona foliculoestimulante (FSH). Las glándulas suprarrenales, situadas arriba de los riñones, también contribuyen a la producción de testosterona. La corteza suprarrenal, específicamente la zona reticular, produce y libera testosterona y otros andrógenos.

En muchos estudios clínicos, se demostró que la testosterona ayuda a prevenir e incluso tratar muchas enfermedades crónicas: enfermedades cardíacas, enfermedad de Alzheimer, depresión y otros trastornos del estado de ánimo, cáncer de mama, cáncer de próstata, deterioro cognitivo y de la memoria, diabetes y resistencia a insulina, síndromes de dolor crónico y agudo, osteoporosis... y la lista sigue. Hablemos en detalle de algunas de estas áreas.

LA TESTOSTERONA Y EL CORAZÓN

Todos los sistemas, órganos y células de nuestro cuerpo dependen del flujo sanguíneo, que a su vez depende directamente de las células endoteliales. Las células endoteliales forman una rica red de vida, y su función es esencial para la vida, ya que estas células recubren todo el sistema vascular. "¿Qué tiene que ver esto con la testosterona?", se preguntará. En pocas palabras, ¡todo!

En varios estudios, se encontró que la testosterona es beneficiosa para las células endoteliales, ya que induce la producción de óxido nítrico, que es fundamental para la regeneración, la motilidad (el movimiento) y el crecimiento de las células endoteliales. La testosterona también bloquea la inflamación y la adherencia de las células endoteliales y disminuye la coagulación, por lo que tiene propiedades "antitrombóticas" (anticoagulantes).

En muchos estudios, se demostró que la testosterona es muy beneficiosa para el corazón y el sistema cardiovascular debido en gran parte a sus efectos sobre el revestimiento endotelial. Se ha demostrado que un nivel bajo de testosterona en sangre, en hombres y en mujeres, aumenta el riesgo de tener muchas enfermedades relacionadas con el corazón, como un nivel alto de colesterol, mala coagulación sanguínea, sobrepeso y resistencia a insulina, y todas estas afecciones pueden causar diabetes tipo 2. La testosterona baja, o "T baja", también se relaciona con un nivel alto de cortisol, aumento de la grasa abdominal y ateroesclerosis ("endurecimiento de las arterias"). Una T baja se correlaciona con un nivel más alto de colesterol total, un nivel alto de colesterol LDL y de triglicéridos y un aumento de la inflamación y del grosor de las paredes arteriales, lo que contribuye a que el revestimiento endotelial se vuelva disfuncional.

Es importante entender la relación entre inflamación y enfermedades crónicas. Las enfermedades cardíacas no son producto del exceso de colesterol, como se creía antes. El colesterol es necesario, en la cantidad, el tipo y las proporciones correctas, para muchos procesos del cuerpo, como la producción de hormonas. Pero cuando la testosterona es baja, o "bajanormal", el organismo aumenta la cantidad y la actividad de una sustancia llamada NFkB, que causa un exceso de producción de citocinas inflamatorias y otros factores inmunitarios. Estos factores inflamatorios e inmunitarios se disparan, y la inflamación crónica que provocan altera la función endotelial, lo que causa hipertensión. La hipertensión provoca estrés en el corazón y en el cuerpo, ya que disminuye el flujo sanguíneo hacia los órganos vitales, lo que aumenta la inflamación y genera un círculo vicioso.

En los hombres, el nivel de testosterona en sangre está inversamente relacionado con todas las causas de muerte, incluida la muerte por enfermedad cardiovascular. Esto significa que cuanto menor sea el nivel de testosterona, mayor será el riesgo de muerte por cualquier causa. En un estudio en más de 11,000 hombres, se encontró que cuanto más bajo es el nivel de testosterona en los hombres, más alta es la tasa de mortalidad por cualquier causa, y también se encontró una relación entre esas muertes y disfunción endotelial. Más adelante, hablaré un poco más sobre el nivel "normal" de testosterona. En las mujeres sucede lo mismo. En un estudio en el que se analizó específicamente el nivel de testosterona en mujeres en etapa posmenopáusica con enfermedades cardíacas graves, se observó que, al igual que en hombres, hay una relación inversa entre cardiopatías y un nivel bajo de testosterona. Se concluyó que las mujeres en etapa posmenopáusica que tienen un nivel más alto de testosterona están protegidas contra el desarrollo y el empeoramiento de enfermedades cardíacas.

La diabetes tipo 2, a veces denominada "diabetes de inicio en adultos" (aunque ahora se sabe que no se desarrolla exclusivamente en personas adultas) es una enfermedad crónica prevenible y reversible. Es distinta de la diabetes tipo 1, en la que el páncreas deja de producir insulina. La diabetes tipo 2 está relacionada con la resistencia a insulina y con la inflamación provocada por un nivel más alto de grasa visceral, es decir, la grasa que se acumula alrededor de los órganos del abdomen. Un nivel bajo de testosterona está asociado a un empeoramiento del riesgo de enfermedad cardíaca en personas con diabetes tipo 2 y también se relaciona con la resistencia a insulina y con la diabetes tipo 2. Esto tiene sentido cuando se entiende la causa subyacente: la inflamación.

¿Qué ocurre primero? ¿La inflamación, la grasa abdominal, la resistencia a insulina y, después, la disminución de la producción de testosterona? ¿O es al revés? Creo que la primera opción es la correcta: la inflamación aumenta la grasa abdominal por una dieta occidental basada en alimentos procesados y aceites de semillas. Veremos este tema más adelante, cuando hablemos sobre la influencia de la alimentación en la producción y el metabolismo de las hormonas.

LA TESTOSTERONA Y EL CEREBRO

El Sr. Jacks es el padre de 93 años de una de mis pacientes y es un hombre que, hasta unos años antes de llegar por primera vez a mi consultorio, era enérgico, activo y lúcido y se las arreglaba bien para vivir solo. Su hija, Joanie, se dio cuenta de que su padre estaba cada vez menos activo y prefería quedarse en el sillón reclinable todo el día en vez de salir a dar un paseo matutino y hacer crucigramas. La progresión de activo a sedentario fue tan lenta y progresiva que casi no lo notó hasta que un día fue a visitarlo y él repetía que se sentía agotado y que no quería levantarse de la cama.

Llamó al médico de su padre para programar una cita, pero no lo podían atender hasta la semana siguiente. Entonces, me llamó para pedirme mi opinión porque no quería esperar una semana para obtener respuestas. Los síntomas graduales del padre no parecían ser de urgencia, y después de analizar los peores escenarios y descartarlos, le recomendé que su médico controlara el nivel de testosterona, además de los análisis de sangre y orina. Unas tres semanas después, me llamó para contarme los resultados: el nivel de testosterona en sangre era de 8, que es gravemente bajo para cualquier persona. Todas las otras pruebas dieron negativo como causa de los síntomas. Por insistencia de Joanie, el médico prescribió a regañadientes una dosis baja de testosterona inyectable para el padre, una vez a la semana. Joanie no podía creer el cambio que notó

> **"Era como ver a un muerto volver lentamente a la vida"**

en las semanas siguientes. Me dijo que era como ver a un muerto volver lentamente a la vida; cada día se volvía más y más activo, como era antes. Al quinto día de la primera inyección, ya se levantaba, se ponía los zapatos y salía a pasear. ¿Recuerdan el significado en griego de la palabra "hormona": "Poner en actividad"? Ese significado nunca fue tan evidente como en la historia del Sr. Jacks.

La testosterona es una hormona cerebral muy poderosa. Hay miles de receptores de testosterona en las áreas del cerebro responsables del estado de ánimo, el pensamiento, la claridad mental y la concentración. Un nivel bajo de testosterona en hombres y en mujeres está asociado a depresión, ansiedad, cambios del estado de ánimo y deterioro cognitivo, como pérdida de la memoria y problemas de concentración. Es una hormona fundamental para la salud psicológica de hombres y mujeres.

"Un nivel bajo de testosterona en hombres y en mujeres está asociado a depresión, ansiedad, cambios del estado de ánimo y deterioro cognitivo, como pérdida de la memoria y problemas de concentración."

La testosterona puede controlar la actividad de los neurotransmisores cerebrales, como acetilcolina, dopamina y serotonina, que participan en procesos cognitivos y en la regulación del estado de ánimo. La resistencia física y mental también están estrechamente ligadas a la producción de testosterona, y su disminución tiene efectos marcados en el nivel de energía y vigor.

La depresión y un nivel bajo de testosterona fueron el foco de mi investigación doctoral en 2016, cuando noté que después de varios años de recetar terapia de testosterona a mujeres, muchas dejaron de usar antidepresivos. Pensé que no podía ser una coincidencia, por lo que comencé a estudiarlo en detalle. Así, en una investigación clínica, descubrí que hay una correlación directa entre testosterona y depresión.

Las tres hormonas sexuales (testosterona, estrógeno y progesterona), tienen marcados efectos sobre la depresión en mujeres, pero la testosterona tiene un rol clave en la salud mental a lo largo de toda la vida de una mujer. Las mujeres que pasan por la menopausia notan que la depresión y la ansiedad empeoran debido a los niveles fluctuantes de estrógeno y a la disminución del nivel de progesterona. A las 24 horas de someterse a histerectomía total (la extirpación del útero y de los ovarios), el nivel de testosterona disminuye más del 70 %. Las mujeres que toman pastillas anticonceptivas tendrán un nivel bajo de testosterona por dos motivos: primero, las pastillas interrumpen la producción ovárica de hormonas sexuales y aumentan el nivel de una proteína llamada "globulina fijadora de hormonas sexuales", que se une a la testosterona libre y disminuye aún más el nivel ya bajo de testosterona.

El estrógeno y la testosterona también participan en la regulación del nivel de serotonina, y cuando hay una deficiencia de esas hormonas, el nivel de serotonina se altera y los síntomas depresivos debido al nivel bajo de testosterona se exacerban. La buena noticia es que, tanto en mujeres como en hombres, la terapia de reemplazo de testosterona puede revertir totalmente los síntomas de depresión cuando está relacionada con una deficiencia hormonal.

Las mujeres con un diagnóstico de depresión posparto suelen tener una deficiencia de testosterona, de progesterona o de ambas hormonas. Muchas de mis pacientes se quejaban porque sentían que nunca volvieron a ser ellas mismas después de tener su segundo hijo; no recuperaron el nivel de energía o de libido y tenían un pésimo estado de ánimo. Hay una correlación directa entre maternidad y deficiencia de testosterona. Esto no es compatible con una buena relación con la pareja, con los hijos ¡o con cualquier persona!

Además, a medida que la mujer atraviesa los cuarenta, el nivel de testosterona, y el de progesterona, continúan disminuyendo rápidamente. Y cuando llega a los cincuenta, el nivel de testosterona es incluso más bajo, lo que empeora la sensación de bienestar que ya estaba disminuida.

En las mujeres, el nivel de testosterona puede comenzar a disminuir en cualquier momento de la vida, desde la edad fértil hasta la posmenopausia, mientras que en los hombres, la disminución suele comenzar a los 30 años y se acelera a medida que se acercan a los cuarenta y los cincuenta.

Desafortunadamente, hay cada vez más casos de personas cada vez más jóvenes con un nivel de testosterona bajo. Esto se debe a los llamados "disruptores endocrinos". Más adelante, hablaré de los disruptores endocrinos, cuando hablemos sobre nutrición y sus efectos sobre la producción y el metabolismo de las hormonas.

La testosterona, al igual que el estrógeno, participa en la prevención de la enfermedad de Alzheimer. La testosterona tiene actividad neuroprotectora, es decir, ayuda a evitar que el sistema neurológico se deteriore y que se desarrollen enfermedades crónicas, como la enfermedad de Alzheimer y el deterioro cognitivo relacionado con la edad. La testosterona puede tener un efecto neuroprotector directo sobre las células cerebrales. Se ha observado que promueve la supervivencia neuronal y fortalece y protege las neuronas contra el daño celular y la apoptosis (muerte celular programada). Estos efectos pueden preservar la función cerebral y prevenir la degeneración de las células del cerebro, que es característica en la enfermedad de Alzheimer.

La testosterona también tiene propiedades antiinflamatorias que pueden ser beneficiosas para personas con la enfermedad de Alzheimer. Se cree que la inflamación crónica en el cerebro contribuye al desarrollo y a la progresión de la enfermedad de Alzheimer y que la testosterona puede ayudar a reducir esa inflamación y potencialmente podría desacelerar el proceso de la enfermedad. Además, como comenté en la sección sobre estrógeno, las placas betaamiloides son agregados anormales de proteínas que se acumulan en el

"Se cree que la inflamación crónica en el cerebro contribuye al desarrollo y a la progresión de la enfermedad de Alzheimer y que la testosterona puede ayudar a reducir esa inflamación y potencialmente podría desacelerar el proceso de la enfermedad."

cerebro de las personas con la enfermedad de Alzheimer. Se encontró que la testosterona influye en la producción y la eliminación de las placas betaamiloides, lo que disminuye la acumulación de las placas y la neurotoxicidad asociada.

LA TESTOSTERONA Y LOS HUESOS

En estudios clínicos de hace décadas, se demostró la relación entre las hormonas sexuales y el desarrollo de los huesos, y desde la década de los ochenta, se observó que la incorporación de testosterona en la terapia hormonal para mujeres aumenta exponencialmente la densidad ósea y disminuye la tasa de osteoporosis. En varios estudios en hombres, se encontró que también hay una correlación directa entre la deficiencia de testosterona y la tasa de osteoporosis.

En un estudio clínico en mujeres en etapa posmenopáusica, se comparó la tasa de densidad ósea con el uso de testosterona sola versus el uso de testosterona con estrógeno, y también distintas modalidades de reemplazo hormonal, como pellets de testosterona versus cremas, parches o terapias orales. Se encontró algo muy significativo: el uso de pellets subcutáneos aumentó la formación de hueso más del 6 % en comparación con las otras modalidades. Esto tiene sentido, posiblemente no solo por el efecto sinérgico de la testosterona y el estrógeno en el recambio óseo y la formación de hueso, sino también porque los pellets de hormonas mantienen un nivel alto todo el día durante 3 a 5 meses, mientras que con las otras modalidades, el nivel de hormonas aumenta brevemente varias veces a lo largo de horas o días.

La misma teoría se aplica a todos los beneficios de largo plazo que observé en mis clínicas con la terapia de pellets hormonales. Cuanto más se asemeje el tratamiento a la estructura, el nivel, la producción y la liberación naturales de hormonas, se obtendrán mejores resultados. Por supuesto, no se puede reproducir exactamente la perfección del diseño del cuerpo humano desde el nacimiento hasta la adultez, pero creo que la terapia con pellets subcutáneos es lo que más se asemeja a cómo diseñó Dios el funcionamiento de nuestro cuerpo.

> **"Cuanto más se asemeje el tratamiento a la estructura, el nivel, la producción y la liberación naturales de hormonas, se obtendrán mejores resultados."**

LA TESTOSTERONA Y LAS MAMAS

Sandi es una paciente de 55 años que hacía muchos años que estaba con tratamiento hormonal cuando le diagnosticaron cáncer de mama de evolución lenta en la mama derecha. El tumor se detectó a tiempo y se pudo extirpar. No había afectado los ganglios linfáticos. Se sometió a radioterapia, y el oncólogo le recetó un medicamento llamado "tamoxifeno" para bloquear los receptores de estrógeno, del poco estrógeno que su cuerpo pudiera seguir produciendo a pesar de que estaba en etapa posmenopáusica desde hacía siete años. Pasé un tiempo sin ver a Sandi, y lo sabía porque su oncólogo se negaba a que continuara con la terapia de testosterona porque, como muchos otros oncólogos, no estaba al tanto del poderoso efecto protector de la testosterona contra el cáncer de mama. Tampoco conocía los estudios clínicos que usan testosterona para revertir el cáncer de mama. Después de unos nueve meses de tomar tamoxifeno, Sandi habló con su médico de cabecera sobre su estado y sobre cuáles eran sus mejores opciones, ya que se sentía muy mal.

Para mi grata sorpresa, el oncólogo le dijo que si no tomaba hormonas y seguía tomando el bloqueador de receptores de estrógeno, no había pruebas de que esto podía prevenir la recurrencia de cáncer de mama. Además, ella tenía un mayor riesgo de desarrollar enfermedades cardíacas, enfermedad de Alzheimer, accidentes cerebrovasculares u osteoporosis, entre otras. Debido al aumento de peso durante el tratamiento y al desinterés por tener relaciones sexuales con su esposo porque era doloroso, cayó en la depresión. La depresión y el mal humor parecían empeorar día a día. Siguió el consejo de su médico de cabecera y programó una cita nuevamente en mi consultorio. Un año después de volver a la terapia, se ve y se siente como antes.

Para mí, estos son algunos de los temas que más se ignoran y menos se desarrollan en relación con el cáncer de mama: la relación entre la deficiencia de testosterona y la tasa de cáncer de mama y la relación entre el tratamiento con testosterona y la protección contra el cáncer de mama. ¿Recuerdan

"La homeostasis mamaria es uno de los temas más importantes en el área de las hormonas, pero nadie habla de este tema."

cuando mencioné la palabra "homeostasis" en un capítulo anterior? La homeostasis mamaria es uno de los temas más importantes en el área de las hormonas, pero nadie habla de este tema.

Históricamente, las conversaciones sobre las hormonas y el cáncer de mama se resumen en: "Tirar lo bueno y lo malo también". Se ha hecho creer a los médicos y al público en general que las hormonas causan mayor riesgo de cáncer de mama. Si ese fuera el caso, ¿por qué no hay más mujeres jóvenes con una tasa más alta de cáncer de mama si su nivel de hormonas alcanza el valor máximo? Los niveles de estrógeno y progesterona son extremadamente altos durante el embarazo, pero no se observa un aumento de la tasa de cáncer de mama en mujeres embarazadas. Esto nos hace plantear la pregunta: ¿Cuál es la correlación entre el envejecimiento y un mayor riesgo de tener cáncer de mama? Muchos factores influyen en el riesgo de tener cáncer de mama. Además del estilo de vida y la alimentación, debemos considerar los disruptores endocrinos, los antecedentes familiares y la predisposición genética, que no provocan cáncer de mama pero pueden aumentar el riesgo cuando otros factores alteran la homeostasis mamaria.

En las mamas, hay muchos receptores de andrógenos (es decir, de testosterona), y si el equilibrio de la proporción de estrógenos estimulantes y andrógenos protectores está alterado, esto afecta la homeostasis mamaria. En estudios clínicos, se encontró que la testosterona tiene un efecto inhibidor del crecimiento del tejido mamario y que compensa el efecto estimulante del estrógeno. En muchos estudios a gran escala sobre el uso de testosterona en mujeres (en especial, pellets hormonales), se observó una disminución estadísticamente significativa de la tasa de cáncer de mama en mujeres que reciben un tratamiento continuo de reemplazo de testosterona, en comparación con mujeres que no reciben ese tratamiento.

Además, en la década de los sesenta, se publicaron algunas investigaciones increíbles que quedaron abandonadas en viejas revistas de medicina durante los últimos 60 años. En esas primeras investigaciones, se estudió a mujeres con cáncer de mama metastásico en fase terminal. Esas mujeres habían superado los tratamientos convencionales de cáncer de mama de la época y no se podía curarlas. Se les administró testosterona inyectable en dosis relativamente altas cada dos semanas, y continuaron la terapia hasta que la enfermedad se revirtió, desaceleró o la paciente falleció. Se encontró que el cáncer metastásico entró en remisión (se revirtió) en el 17 % de las mujeres y se estabilizó en el 42 % de las mujeres.

La Dra. Rebecca Glaser, cirujana especializada en cáncer de mama y cuya investigación se centra principalmente en la terapia con testosterona en mujeres, publicó un estudio de casos sobre una mujer de alrededor de 70 años con un diagnóstico de tumor de mama y que no aceptaba los métodos tradicionales de tratamiento de cáncer de mama. La Dra. Glaser usó pellets de testosterona que también contenían una sustancia llamada "anastrozol", que disminuye la conversión de testosterona en estrógeno, y colocó los pellets alrededor del tumor, en el tejido graso de la mama de la paciente. Los resultados fueron asombrosos. En 13 semanas, el volumen del tumor disminuyó 12 veces y, a las 19 semanas, ¡se había reducido a una fracción del tamaño original! En 2019, publicó un artículo científico en el que recopiló gran parte del trabajo de toda su vida. Afirmó que la testosterona no solo protege las mamas, sino que también se debería investigar como estrategia para prevenir el cáncer de mama. Cuando cargó los datos en un algoritmo que le permitía predecir la incidencia promedio del cáncer de mama en la población en

"Afirmó que la testosterona no solo protege las mamas, sino que también se debería investigar como estrategia para prevenir el cáncer de mama."

general y los comparó con la población de sus pacientes, notó que la incidencia de cáncer de mama era casi un 50 % menor en las mujeres en terapia continua de testosterona con pellets.

En otro estudio similar sobre el reemplazo continuo de testosterona con terapia de pellets, se publicaron los resultados de 10 años de investigación. Estos resultados no solo indicaban tasas de cáncer de mama similares a las que encontró la Dra. Glaser, sino que eran significativamente menores que las tasas informadas en otros estudios centrados en cáncer de mama en la población en general, incluidos Women's Health Initiative (WHI) y Million Women Study. La diferencia entre la base de datos sobre los pacientes de estos autores y la de la Dra. Glaser era que algunas pacientes también recibían estrógeno y testosterona en el plan de tratamiento. En ambos grupos (estrógeno más testosterona o testosterona sola), se encontró que las tasas de cáncer de mama eran significativamente más bajas que en estudios anteriores en la población en general. Así, concluyeron que la testosterona sola y la testosterona con pellets hormonales de estrógeno no aumentan la tasa de cáncer de mama, sino que, por el contrario, reducen significativamente la incidencia de cáncer de mama.

Como dato anecdótico, en mi consultorio, donde hemos realizado decenas de miles de procedimientos con pellets de hormonas en mujeres, nuestras tasas de cáncer de mama coinciden con esos datos. Esto da lugar a la pregunta: ¿Por qué no se estudia más esta hormona que es esencial para la protección y la prevención contra el cáncer de mama?

En Estados Unidos, desde hace décadas, todos los años en el mes de octubre, muchas empresas, equipos deportivos y personas lucen con orgullo un lazo rosa y donan millones de dólares para la investigación del cáncer de mama y para encontrar la cura. Sin embargo, parece que tenemos una "cura" ante nuestros ojos en forma de prevención. Un sabio médico una vez me dijo que la mejor forma de curar el cáncer es directamente no tenerlo. La clave es la prevención.

No me malinterpreten. No estoy diciendo que la testosterona sea la "cura" definitiva, pero ciertamente es de interés si analizamos los datos sobre esta hormona asombrosa. Cuando esto se complementa con otras investigaciones en las que se analizaron las causas del

"Cuando esto se complementa con otras investigaciones en las que se analizaron las causas del cáncer en general (obesidad, tabaquismo, sedentarismo, consumo de azúcar en la alimentación), todos esos factores dan lugar a problemas en el metabolismo hormonal."

cáncer en general (obesidad, tabaquismo, sedentarismo, consumo de azúcar en la alimentación), todos esos factores dan lugar a problemas en el metabolismo hormonal. Si se examina el cuerpo de forma integral en vez de examinar solo una parte, es posible que encontremos respuestas simples a estas preguntas complejas.

Como opinión personal basada en casi 15 años de investigación en esta área, debemos tener en cuenta que si analizamos cosas simples, como la alimentación, el ejercicio, factores del estilo de vida y también una terapia de reemplazo hormonal adecuada y de calidad que promueva la homeostasis del cuerpo en su totalidad, no es un enfoque muy cautivador. Lamentablemente, no creo que alguien pueda ganar un Premio Nobel por encontrar una cura para el cáncer de mama con estas teorías básicas. Es más, cambiar la alimentación y el estilo de vida, tener en cuenta los factores nutricionales y optimizar las hormonas y el metabolismo hormonal no es una respuesta muy lucrativa en relación con la "cura" del cáncer de mama.

LA TESTOSTERONA Y LA PRÓSTATA

Ahora, hablemos del cáncer de próstata. Hay muchos más avances en esta área relacionada con los hombres que en la conversación sobre cáncer de mama y las mujeres. Sin embargo, sigue habiendo mucha desinformación sobre la testosterona en los hombres y su relación con el cáncer de próstata. Comencemos con un estudio muy importante en el que se analizaron los receptores de testosterona en la próstata. El Dr. Abraham Morgentaler, junto con la Dra. Rebecca Glaser, su colega en el área de testosterona y cáncer de mama, es un pionero en el tema de testosterona y cáncer de próstata.

En 2012, el Dr. Morgentaler publicó un artículo en el que analizó lo que ahora se conoce como "modelo de saturación de la próstata". Descubrió que hay una cantidad finita de receptores de testosterona en la próstata y que cualquier nivel de testosterona mayor de 240 no es capaz de estimular el tejido prostático. Esta es una noticia muy importante porque muchos hombres con un diagnóstico de cáncer de próstata tienen un nivel mucho mayor de 240 y, sin embargo, no solo se les niega la terapia con testosterona, sino que además es posible que reciban tratamiento con bloqueadores de testosterona y disruptores hormonales, como Casodex y Lupron e incluso, en algunos casos, ¡son castrados para interrumpir la producción de testosterona! Esos medicamentos y el procedimiento de castración directamente reducen el nivel de testosterona a cero, lo que tiene efectos secundarios y desánimo en los pacientes. Muchos de ellos me dijeron que eso era peor que la posibilidad de morir de cáncer de próstata.

Además, el Dr. Morgentaler informó que no hay pruebas confiables que respalden esa teoría generalizada de que un nivel más alto de testosterona es peligroso y que un nivel bajo de testosterona protege de alguna manera contra el cáncer de próstata. No hay pruebas clínicas que respalden que la castración o los medicamentos que disminuyen el nivel de testosterona prolonguen la vida de los sobrevivientes de cáncer de próstata, ciertamente no con calidad de vida. De hecho, cada vez hay más pruebas de que privar a un hombre de sus hormonas esenciales puede reducir el desarrollo de cáncer de próstata, pero también aumenta exponencialmente las tasas de enfermedades cardiovasculares, resistencia a insulina y diabetes tipo 2, riesgo de enfermedad de Alzheimer, accidentes cerebrovasculares y osteoporosis. Y también dolor, disfunción eréctil, depresión y menor calidad de vida, que afecta las relaciones con otras personas, en especial con la pareja.

Es muy importante que los hombres, sus familiares y sus médicos entiendan que un nivel bajo de testosterona permite predecir el riesgo de cáncer de próstata y el riesgo de muerte por cáncer de próstata. En un artículo, se analizaron 197 estudios en hombres que recibían terapia con testosterona y se descubrió que la administración de testosterona no aumenta el riesgo de tener cáncer de próstata y que un mayor nivel de andrógenos en sangre no está relacionado con el riesgo de desarrollar cáncer de próstata. En otro estudio, se trató a un grupo de hombres con testosterona un año después de haber recibido tratamiento para cáncer de próstata, y se observó que cuando el antígeno prostático

"En un artículo, se analizaron 197 estudios en hombres que recibían terapia con testosterona y se descubrió que la administración de testosterona no aumenta el riesgo de tener cáncer de próstata y que un mayor nivel de andrógenos en sangre no está relacionado con el riesgo de desarrollar cáncer de próstata."

específico (PSA) se restableció al nivel normal, hubo un aumento nulo del riesgo de recurrencia de cáncer de próstata. PSA es un análisis de sangre que permite detectar antígenos prostáticos específicos que cuando están aumentados, indican que algo está ocurriendo en la próstata. Un mayor nivel no indica necesariamente cáncer de próstata, pero puede ser un indicio temprano que se debe considerar.

Según todos los estudios sobre testosterona y cáncer de próstata, podemos concluir que los hombres que tienen un nivel alto de testosterona no tienen riesgo; que un nivel bajo de testosterona no protege, sino que predice el cáncer de próstata, y que un nivel bajo de testosterona está asociado a cáncer de próstata de evolución más rápida y a un diagnóstico en un estadio más avanzado. Una vez que un hombre recibió tratamiento y su nivel de PSA volvió a ser normal, se considera seguro reanudar la terapia de reemplazo de testosterona.

LA TESTOSTERONA Y EL DOLOR

Alice es una mujer de 53 años que asistió a uno de mis seminarios web sobre hormonas. Una colega, que también es mi paciente, le recomendó mi seminario. Alice no sabía, pero su personal estaba cada vez más preocupado por su pérdida de la memoria (se olvidaba de sus compromisos y de lo que había dicho en reuniones anteriores) y por su tendencia a perder los estribos por pequeñas cosas que una década antes no la habrían afectado. Aunque su personal le insistió para que se hiciera un chequeo, y mi paciente, que trabajaba para ella, le insistió que fuera a verme para analizar sus hormonas, no lo hizo hasta que me invitaron a participar como oradora en un seminario web organizado por un colega de su red. Después de mi charla sobre los beneficios de las hormonas en todas las áreas que mencioné hasta ahora en este libro (estado de ánimo, memoria, energía, resistencia, sueño, prevención de enfermedades, etc.), comenzó a prestar atención cuando hablé sobre el dolor. La negación es algo poderoso. Durante varios años, Alice había tenido un dolor muy intenso en los pies todas las mañanas.

No entendía por qué ocurría eso, pero de a poco, a medida que iba pasando la mañana, el dolor se calmaba y se olvidaba de que había tenido dolor (¡fuera de la vista, fuera de la mente!). Decidió venir a mi consultorio como paciente, para controlar sus hormonas como posible causa fundamental de ese dolor diario. Después de una consulta y de la evaluación de sus análisis de sangre y de su historial médico, decidió comenzar el tratamiento hormonal. Dos semanas después, me llamó cautelosamente optimista y me dijo que esa mañana cuando se despertó, el dolor de pies había desaparecido. No podía creerlo, y temía que fuera algo temporal o algún efecto placebo. Le aseguré que probablemente no era un efecto placebo, y le recordé todas las formas en que el estrógeno y la testosterona influyen sobre el dolor y cómo procesamos el dolor. Tres meses después, en su consulta siguiente, seguía sin dolor y estaba "enganchada" (su expresión) con el aumento de la energía y la concentración que notó con el tratamiento hormonal. Ahora, como paciente de por vida, sigue derivando a personas de su red, de todas partes del mundo, a mi consultorio o a un profesional de la red nacional de proveedores capacitados que mencioné antes.

Su personal también aprecia que su estado de ánimo y su memoria hayan vuelto a la normalidad.

La testosterona y el estrógeno, y también las hormonas tiroideas, son componentes esenciales del dolor crónico por muchos motivos que le pueden parecer sorprendentes. Hace varios años que el dolor crónico y la crisis de opiáceos asociada a él son el foco de atención de proveedores de atención médica y legisladores. Los proveedores médicos que se dedican al dolor crónico y están al tanto de los estudios publicados en la última década sobre las hormonas y su relación con el dolor crónico, y viceversa, buscan capacitarse más sobre las hormonas, y con razón. Desde 2010, en muchos estudios clínicos, se analizó la relación entre la percepción del dolor y el sistema endocrino.

¿Qué provoca la disminución de las hormonas sexuales en la población que sufre dolor? El dolor crónico, ya sea grave o de poca intensidad, causa una insuficiencia en la glándula pituitaria que con el tiempo afecta la secreción de las hormonas sexuales.

La glándula pituitaria, que está en el cerebro, se considera el controlador principal de todas las hormonas. La generación de dolor, su transmisión a través del sistema nervioso y la percepción del dolor en el cerebro están asociadas al sistema endocrino. En este complejo "sistema endocrino/opiáceos", participan muchas hormonas y factores, pero un concepto clave es que la deficiencia hormonal está estrechamente relacionada con el dolor crónico y los síndromes de dolor crónico. El dolor intenso no controlado provoca cambios en el sistema nervioso central, y el dolor no controlado persistente y constante, con el tiempo, causa tanto estrés en las glándulas "maestras" del cerebro que resulta en una secreción inadecuada de testosterona y estrógeno en las glándulas suprarrenales y en los ovarios y los testículos (también conocidos como "gónadas").

La segunda causa más común de la deficiencia de hormonas sexuales en la población que sufre dolor es la administración de opiáceos. Se encontró que la administración de analgésicos opiáceos orales e inyectables está asociada a un nivel bajo de testosterona. El nivel bajo de testosterona se debe principalmente a la inhibición de una hormona clave, la "hormona liberadora de gonadotropinas", que se libera en el cerebro y estimula los testículos y los ovarios para que secreten testosterona en el organismo. Los opiáceos también pueden afectar directamente la producción de testosterona en las glándulas suprarrenales y en las gónadas. Tanto los medicamentos opiáceos como los opiáceos que se producen de forma natural en el cuerpo regulan la función de las gónadas al actuar principalmente en los receptores del cerebro.

Los analgésicos de la clase de los opiáceos tienen múltiples efectos negativos sobre el sistema endocrino, y es muy importante que los proveedores de atención médica conozcan esta información si prescriben esos medicamentos.

"Los analgésicos de la clase de los opiáceos tienen múltiples efectos negativos sobre el sistema endocrino, y es muy importante que los proveedores de atención médica conozcan esta información si prescriben esos medicamentos."

De hecho, en un estudio se observó que la deficiencia de andrógenos es evidente hasta en el 86 % de los usuarios de opiáceos, tanto hombres como mujeres. Parte de la "crisis de los opiáceos" en Estados Unidos es el resultado no solo de la dependencia directa que provoca el uso crónico de estos medicamentos, sino también del círculo vicioso de deficiencia de testosterona y alteración hormonal, que exacerba el dolor y empeora la calidad de vida en todos los otros aspectos que mencioné antes en relación con la testosterona.

La depresión, la ansiedad, los cambios de estado de ánimo, la fatiga y una disminución general de la sensación de bienestar contribuyen al sistema ya deprimido de los pacientes que sufren dolor crónico y de los pacientes que tienen dolor crónico y toman opiáceos. Los opiáceos tienen un efecto negativo sobre la hormona estimulante de la tiroides que se produce en el cerebro, lo que disminuye el nivel de las hormonas tiroideas circulantes. Los síntomas de hipotiroidismo se superponen a los de un nivel bajo de testosterona y pueden incluir depresión, fatiga, niebla mental, pérdida de la memoria, aumento de peso y muchos otros síntomas negativos. La DHEA y la melatonina son otras hormonas biológicas que tienen un rol activo en el procesamiento del dolor. Más adelante, hablaremos sobre estas hormonas fundamentales.

Otro aspecto del dolor crónico y del dolor agudo que se trata con hormonas es su función como potentes moléculas antiinflamatorias. En otros estudios, se observó que a nivel de una lesión, al igual que en accidentes cerebrovasculares e infartos de miocardio, hay una rápida producción local de estrógeno por medio de la aromatasa, y el estrógeno inhibe las señales del dolor y aumenta el umbral del dolor, términos complejos que significan que disminuye el dolor que siente una persona después de una lesión. Además, la testosterona mejora la masa ósea y muscular, lo que tiene efectos directos sobre el esqueleto sano; aumenta la energía y el vigor, con efectos directos sobre el deseo de levantarse y moverse (hacer ejercicio); disminuye el dolor en las articulaciones mediante sus efectos lubricantes y antiinflamatorios, y mejora el tiempo de recuperación después del ejercicio.

En mi consultorio, una gran cantidad de hombres y mujeres me comentaron que cuando comenzaron la terapia hormonal, se resolvieron el dolor en las articulaciones, las molestias y las dolencias inespecíficas y que cuando las hormonas disminuían, volvían a sentir dolor. Uno de mis pacientes siempre sabe cuándo es momento de recibir los pellets hormonales, ya que si juega al baloncesto y le empiezan a doler las rodillas, es señal de que tiene un nivel bajo de testosterona.

Ya sea por dolencias y malestares leves, porque suenan las rodillas al subir o bajar escaleras o por dolor crónico, es esencial que todas las personas que tienen síndromes de dolor y que toman medicamentos opiáceos o no, busquen un proveedor de atención médica que sepa cómo tratar todas las insuficiencias hormonales, para tener salud, bienestar y calidad de vida óptimos.

LA TESTOSTERONA Y LA FUNCIÓN SEXUAL

Un análisis de las hormonas no sería completo si no se tratara el tema de la función sexual, o la disfunción sexual, en relación con la deficiencia hormonal. Susan, una mujer de 43 años, esposa y madre de tres hijos, llegó a mi consultorio porque sus amigas insistieron después de que en una reunión del club de lectura de su barrio hablaron sobre hormonas y libido. Muchas mujeres del grupo alababan cómo había mejorado su vida sexual desde que comenzaron la terapia con testosterona y contaron que estaban viviendo una nueva "luna de miel" con su pareja. Susan llevaba unos cuatro años lidiando con depresión, fatiga, insomnio y bajo nivel de libido. Todo comenzó después de los 30 años, después de tener su primer hijo, y empeoró después de que tuvo otros dos hijos. Cuando le comentó esto a su ginecólogo, le recetaron un antidepresivo para tratar los síntomas y le dijeron que volviera un año después para un control anual.

Tres años después, además de antidepresivos, tomaba somníferos y sufría los efectos secundarios habituales (aumento de peso y menos libido), y la depresión no había mejorado. Ella consideraba que su visión de la vida no era depresiva, sino que simplemente no le interesaba nada (¡a mí esto me suena a depresión!). Y esto le preocupaba porque, según dijo, sus hijos eran adorables y estaban sanos y su esposo era atento y dedicado. Me dijo: "No tengo motivos para sentirme así; mi vida es fantástica". El aumento de peso empeoró su círculo vicioso de falta de deseo de intimidad, porque estaba avergonzada por los cambios en su cuerpo. Su estado depresivo y la falta de deseo de cualquier tipo de intimidad con su esposo habían estado causando problemas en la pareja, y esto la impulsó, después de escuchar a sus amigas del barrio, a programar una cita en mi clínica.

Después de revisar un exhaustivo análisis de sangre y su historial médico, vimos que, efectivamente, tenía un nivel muy bajo de testosterona, no detectable en el análisis de sangre, y algunas otras deficiencias hormonales y nutricionales. Su plan de tratamiento incluyó terapia de testosterona con pellets hormonales y algunas otras cosas para optimizar la actividad de los receptores hormonales. De a poco, dejó de tomar antidepresivos y pastillas para dormir, ya que estaba segura de que la causa fundamental de su estado de ánimo, falta de sueño, poca libido y otros problemas estaba asociada al nivel bajo de testosterona. Cinco semanas después, en su consulta de seguimiento, era una persona totalmente distinta. Volvió a tener ese brillo en la mirada que no tenía en su primera visita y estaba asombrada por los cambios que ya notaba. Su esposo también se sintió aliviado y estaba asombrado por la diferencia. Como muchos otros esposos a lo largo de los años, me dijo: "¡Gracias por devolverme a mi esposa!".

Esta es una de miles de historias que podría contar sobre relaciones íntimas que se reavivan después de llegar a la causa fundamental de la falta de deseo sexual, la fatiga y el estado de ánimo depresivo. Es un problema común para las mujeres y, lamentablemente, se trata poco. El deseo sexual y una vida sexual satisfactoria son componentes clave de una relación sana, independientemente de la edad. En muchos estudios, se habla de una mayor sensación general de bienestar y entusiasmo por la vida cuando la intimidad sexual es un factor que está presente con frecuencia en el estilo de vida de una persona. Un investigador considera que la salud sexual es otro "signo vital" cuando un proveedor de atención médica analiza la salud general de una persona. Estoy totalmente de acuerdo con eso.

> **"El deseo sexual y una vida sexual satisfactoria son componentes clave de una relación sana, independientemente de la edad."**

La disfunción sexual es principalmente un problema que ocurre en mujeres, y la disfunción eréctil es el principal problema sexual en los hombres. La pérdida de deseo sexual y libido en los hombres es menos frecuente que en las mujeres, pero la disminución de la capacidad de desempeño sexual con el tiempo es un aspecto importante del envejecimiento sexual masculino que causa frustración y afecta la intimidad. El problema de la disfunción sexual en las mujeres se ha descrito como una enorme brecha de género. Se ha investigado y prestado mucha atención al deseo sexual masculino y a la función eréctil, pero no hay tantos estudios sobre la disfunción sexual femenina, denominada oficialmente "trastorno del deseo sexual hipoactivo" o TDSH. Además del problema de la disfunción sexual femenina, un tema muy importante del que se habla aún menos es la incapacidad de tener un orgasmo, o "anorgasmia".

Según un estudio de 2009, más de 16 millones de mujeres mayores de 50 años han declarado tener poco deseo sexual. Creo que la cifra es mucho mayor y que incluye a mujeres de todas las edades, en especial después de la maternidad y, en particular, después de tener el segundo hijo. Ese informe es fascinante porque, aunque se observó que el problema era menor cuando las mujeres recibían terapia con testosterona, los críticos del uso de testosterona en mujeres cuestionaron la importancia del tema y, por eso, el informe lamentablemente pasó casi desapercibido en la comunidad médica. Me desconcierta que se invierta tanto dinero y esfuerzo en ayudar a los hombres a conseguir y mantener la erección, pero casi no se ofrezca ninguna ayuda a las mujeres para alcanzar un nivel de deseo que les permita aprovechar esa función sexual mejorada en los hombres. Para mí, eso no tiene sentido y, honestamente, tratar el tema de la función eréctil del hombre sin abordar la libido de la mujer es un gran motivo de discordia marital, conflictos de pareja y divorcios.

Cuando disminuye el nivel de testosterona, ya sea por la edad, por tener hijos o por tomar pastillas anticonceptivas, las mujeres no solo sufren depresión y alteraciones del estado de ánimo, sino también fatiga y muy baja libido. El problema de las mujeres es complejo, pero las soluciones pueden ser bastante sencillas. Con la disminución del flujo sanguíneo hacia los órganos sexuales femeninos, hay problemas vasculares y disminuyen el deseo y la capacidad de tener un orgasmo. El aspecto psicológico de un estado de ánimo depresivo, la falta de sueño, los cambios en el cuerpo y las inseguridades que los acompañan también influyen en el deseo y la capacidad de alcanzar el clímax. Las funciones neurológicas y fisiológicas de los órganos sexuales femeninos que cambian con el envejecimiento provocan una disminución de la lubricación y un adelgazamiento de la pared vaginal, lo que causa dolor, hace que sea más difícil estimular a la mujer para que alcance el clímax y disminuye aún más su deseo sexual. Además, si agregamos que el hombre también está envejeciendo y que el flujo sanguíneo y la capacidad para lograr y mantener una erección son menores, ¡es la receta perfecta para un desastre sexual!

Los efectos secundarios de los medicamentos que se recetan usualmente agravan el problema del deseo en las mujeres y del deseo y la función eréctil en los hombres. En el caso de las mujeres, los antidepresivos son los principales culpables, y en el caso de los hombres, algunos medicamentos para la presión arterial y el colesterol afectan la función eréctil. También hay factores relacionados con el estilo de vida, como el peso, el consumo de alcohol y la falta de ejercicio, que influyen negativamente en el deseo y la función sexual, y muchos de esos problemas también pueden mejorar si se trata la deficiencia de testosterona en mujeres y en hombres.

En todos los estudios realizados en mujeres con TDSH, se observó que el tratamiento con testosterona resolvía los síntomas. En un estudio de 2015 sobre este tema, se concluyó que los problemas sexuales eran más frecuentes en las mujeres que no recibían terapia hormonal, en particular de testosterona, y en otro estudio sobre disfunción sexual femenina, se encontró que el problema posiblemente sea irreversible sin terapia hormonal. Además de la testosterona para problemas sexuales, hay otras tecnologías que encontré que son muy beneficiosas, en especial para la lubricación vaginal y la capacidad de llegar al clímax. Algunos tratamientos, como el rejuvenecimiento vaginal con láser y las inyecciones para regenerar el tejido nervioso asociado con la excitación sexual, son muy beneficiosos para ayudar con estos problemas.

A lo largo de los últimos 14 años, he observado personalmente lo que un nivel optimizado de testosterona puede hacer por hombres y mujeres. También he investigado ampliamente esta área, y muchos estudios clínicos coinciden en que la testosterona tiene un rol activo para que hombres y mujeres tengan órganos sexuales sanos y una actitud positiva y, además, mejora el sueño, la tolerancia al ejercicio y el metabolismo y aumenta la sensación de vitalidad y bienestar general.

Resumen de síntomas comunes debido a un nivel bajo de testosterona en mujeres y en hombres:

Depresión

Ansiedad

Cambios en el estado de ánimo; irritabilidad

Insomnio

Dificultad para concentrarse

Niebla mental; disminución de la claridad mental

Dolor crónico

Dolor en las articulaciones

Pérdida de masa muscular

Dolor después de hacer ejercicio

Grasa abdominal

Baja libido

Disfunción sexual o eréctil

CAPÍTULO 6

LA TIROIDES

"Las hormonas reproductivas no son las únicas hormonas que afectan cómo nos vemos, sentimos y pensamos. Las hormonas que produce la glándula tiroides tienen una gran influencia. Si la tiroides funciona poco, nos sentimos como una tortuga. El hipotiroidismo nos hace tirarnos en el sofá con una bolsa de papas fritas y quedarnos ahí todo el día. Todo funciona más despacio, incluso el corazón, los intestinos y el cerebro".
Daniel G. Amen, MD

La cita anterior del Dr. Amen es reveladora. Es muy importante tener una mentalidad abierta cuando se trata de optimizar estas moléculas que dan vida y que llamamos "hormonas". De lo contrario, sería como comprar un auto clásico y solo controlar el nivel de aceite y cambiarlo cada tanto. Para optimizar su rendimiento, debemos revisar todas las partes del motor y asegurarnos de que cada uno de los componentes funcione bien. El cuerpo humano es similar y, desafortunadamente, la medicina occidental ha evolucionado hacia una metodología basada en especialidades y en el tratamiento de síntomas sin tener en cuenta al organismo en conjunto.

Si hablamos de las hormonas a nivel celular, no solo debemos revisar las hormonas sexuales mencionadas hasta ahora, sino también las hormonas tiroideas y una importante hormona suprarrenal llamada "DHEA". El análisis no sería completo sin controlar también una hormona muy importante que secreta el cerebro, llamada "melatonina". Cada una de estas hormonas, y también sus precursores y metabolitos, tiene un rol funcional y sinérgico en la salud física, mental y emocional general.

> *"El hipotiroidismo no nos mata. Solo nos hace desear la muerte".*
> **Daniel G. Amen**

Cada vez que me embarco en la investigación y en la enseñanza de una nueva hormona, pienso: "¡Esta es mi favorita!". La testosterona era mi favorita hasta que necesité estrógeno. Después, el estrógeno fue mi favorito hasta que descubrí los beneficios de las hormonas tiroideas, específicamente al aumentar la hormona tiroidea activa triyodotironina (o T3), al rango óptimo de la juventud.

Las hormonas tiroideas son hormonas metabólicas fundamentales para la vida. T3 tiene un rol clave en la regulación de la función mitocondrial. Las mitocondrias son pequeños orgánulos especializados que están dentro de las células, y con frecuencia se denominan "plantas eléctricas" porque generan la mayor parte de la energía de las células, en forma de trifosfato de adenosina (ATP). La estrecha interacción entre las hormonas tiroideas y las mitocondrias es esencial para mantener la homeostasis energética celular y el equilibrio metabólico en todo el cuerpo.

Las hormonas tiroideas también regulan el metabolismo basal, que es la cantidad de energía que gasta el cuerpo en estado de reposo. Estas hormonas aumentan el metabolismo estimulando la producción y la actividad de las mitocondrias. Este aumento de la actividad mitocondrial da lugar a una mayor producción de ATP y a un mayor gasto energético.

Las hormonas tiroideas protegen contra la pérdida de la memoria, los trastornos del estado de ánimo, como ansiedad y depresión, las enfermedades cardíacas y el nivel alto de colesterol, aumentan la energía y el metabolismo e influyen en el aumento y la pérdida de peso y en el temido síndrome metabólico, entre otros. Los síntomas de insuficiencia tiroidea son fatiga y debilidad, sensación de frío constante (en particular, en manos y pies), pelo seco y más fino, piel y uñas delgadas, pérdida del tercio externo de las cejas, pérdida de energía y motivación, pérdida de la memoria, estado de ánimo depresivo, irregularidades en el ciclo menstrual, infertilidad y trastornos gastrointestinales, como estreñimiento. Desafortunadamente, muchas personas sufren muchos estos síntomas, pero cuando su médico de cabecera les hace un análisis de sangre, generalmente les dice que el nivel de la tiroides está "en el rango normal". Este es un tema clave sobre el que quiero reeducar al lector para que tenga información confiable y pueda buscar un proveedor de atención médica que trate su insuficiencia tiroidea independientemente de sus resultados en la prueba de laboratorio de TSH.

"Muchas personas sufren muchos estos síntomas, pero cuando su médico de cabecera les hace un análisis de sangre, generalmente les dice que el nivel de la tiroides está "en el rango normal"."

ENTENDER LOS ANÁLISIS DE SANGRE SOBRE LA FUNCIÓN DE LA TIROIDES

Primero, quiero hablar sobre los análisis de tiroides, para que pueda entender qué significa cada uno para usted.

TSH (la hormona estimulante de la tiroides) es una hormona liberada por el cerebro y cuyo nivel aumenta o disminuye en respuesta al nivel de tiroxina (T4) circulante, que es la principal hormona tiroidea liberada por la glándula tiroides. Cuando el nivel de TSH es alto, la producción de T4 del paciente es baja. Es una relación inversa u opuesta. Si la TSH es baja o está inhibida, hay una secreción adecuada de T4 en la glándula tiroides o los medicamentos para la tiroides están funcionando con eficacia.

Un gran error que cometen los proveedores de atención médica es analizar el nivel de TSH después de que el paciente comenzó a tomar medicamentos con hormonas tiroideas. Este es un uso incorrecto del análisis de laboratorio. La prueba está diseñada solo como herramienta para detectar poca actividad de la tiroides (o hipotiroidismo) o una tiroides demasiado activa (hipertiroidismo), que después habrá que analizar en detalle.

Cuando un proveedor médico ya empezó a tratar a un paciente con medicamentos con una hormona tiroidea, TSH ya no es una herramienta útil para manejar el estado de la tiroides. Las únicas hormonas que es necesario controlar y monitorear después de comenzar a tomar un medicamento para la tiroides son T4 y T3, y el nivel más importante es el de T3 *libre*.

Insuficiencia tiroidea vs. deficiencia tiroidea

Hay una gran diferencia entre la deficiencia tiroidea y la insuficiencia tiroidea, y es importante entender esta diferencia en relación con el estado de las hormonas tiroideas. Cuando un paciente tiene deficiencia de hormonas tiroideas, las hormonas TSH, T4 y T3 libre indicarán que el paciente tiene "hipotiroidismo primario". Sin embargo, hay otros casos en los que con frecuencia los valores que se obtienen en el análisis de sangre están en el "rango de referencia normal", pero el paciente tiene todos los síntomas de hipotiroidismo.

"Hay una gran diferencia entre la deficiencia tiroidea y la insuficiencia tiroidea, y es importante entender esta diferencia en relación con el estado de las hormonas tiroideas."

La deficiencia significa exactamente eso: la producción de hormonas tiroideas es deficiente, lo que generalmente se observa en los resultados de una prueba de TSH. El hipotiroidismo tipo 1 (o hipotiroidismo primario) ocurre cuando la glándula tiroides no produce una cantidad suficiente de hormonas tiroideas, lo que origina un estado deficiente.

La insuficiencia se refiere al hecho de que el cuerpo produce suficiente hormona T4, pero su conversión a la hormona activa T3 es insuficiente. Hay dos causas principales de insuficiencia tiroidea: el hipotiroidismo tipo 2 (también llamado "síndrome de enfermedad no tiroidea", NTIS) y el hipotiroidismo tipo 3, relacionado con la resistencia de los receptores. El hipotiroidismo tipo 2 ocurre cuando disminuye la conversión de T4, la principal hormona liberada por la glándula tiroides, en la hormona tiroidea activa T3. *T3 es la única hormona tiroidea que actúa en las células.* Es fundamental entender que el nivel de T3 sérico no tiene influencia en la prueba de detección de TSH. Por eso, una persona puede tener un nivel bajo de T3 y un nivel normal de TSH. Este es el cuadro clínico más común que veo en la práctica: pacientes que tienen todos los síntomas de hipotiroidismo, pero con TSH en el rango "normal", y la prueba de T3 libre (si el médico la ordenó) con valores en el rango de referencia "bajonormal". Más adelante, explicaré por qué el rango de referencia "bajonormal" no es óptimo para la salud cuando nos referimos a los niveles hormonales en sangre.

El hipotiroidismo tipo 3 (o de resistencia de los receptores), es una afección más rara y difícil de diagnosticar. Al momento de escribir este libro, no hay un valor de laboratorio específico para analizarlo.

Se describe principalmente como una estimulación insuficiente de los receptores de hormonas tiroideas. Los receptores de hormonas tiroideas son las señales en una célula de que se unió T3 libre para actuar dentro de la célula. Los receptores de hormonas tiroideas están en todos los sistemas del cuerpo: cardíaco, neurológico, óseo, reproductor, etc. Los resultados del análisis de sangre de un paciente pueden indicar hipotiroidismo, hipertiroidismo o un nivel normal. En estudios recientes, se sugiere que hay una variante genética a nivel de los receptores, pero es necesario investigar más para entender cómo identificar y tratar a estos pacientes. Por el momento, el tratamiento depende de los síntomas. Si el paciente tiene síntomas de hipotiroidismo, se justifica el tratamiento con una combinación de medicamentos tiroideos, y si tiene síntomas evidentes de hipertiroidismo, será necesario un tratamiento con medicamentos no tiroideos.

En muchos artículos médicos, se habla de la importancia de observar los efectos derivados del metabolismo de las hormonas tiroideas y de analizar en especial la hormona tiroidea activa y disponible, la T3 libre. Una persona puede tener niveles normales de TSH y de T4 y tener al mismo tiempo un nivel de T3 bajo o en el límite inferior del rango bajo. Eso se puede deber a varios motivos. Primero, a una disminución de la conversión de T4 a T3 relacionada con la edad, que suele ocurrir después de los 40 años, pero puede ocurrir antes. Factores como la alimentación y el estilo de vida, y las deficiencias de nutrientes clave, también tienen un rol en la disminución de la tasa de conversión.

T3 total es toda la T3 que circula por el organismo. T3 libre es simplemente la cantidad de T3 en circulación en el cuerpo que no está unida a otras proteínas, es decir, está "libre" para que se use a nivel celular en el cuerpo. La T3 libre suele llamarse hormona tiroidea "activa".

LA T3 Y LAS ENZIMAS DESYODASAS

Todos los días, las personas están expuestas, y exponen a su cuerpo, a muchas cosas que disminuyen la producción de una enzima clave llamada desyodasa 1, que es la enzima principal que convierte T4 en T3 activa. Estas son algunas de esas cosas: estrés físico y emocional; depresión; dietas hipocalóricas extremas; resistencia a insulina; inflamación por una enfermedad autoinmune o crónica; dolor crónico; fatiga crónica y fibromialgia; deficiencia de hierro; exposición a toxinas, y una de las más importantes que la comunidad médica pasa por alto con frecuencia, el medicamento sintético levotiroxina. Por eso, tantos pacientes que toman levotiroxina tienen "resultados normales en el análisis de tiroides" (o TSH) y se sienten muy mal. Si el proveedor mirara más allá de la prueba de TSH y controlara el nivel de T3 libre, vería que la T3 libre del paciente está en el extremo inferior del rango o incluso por debajo del rango de referencia. Si el proveedor ordenara otro importante análisis de sangre llamado "T3 reversa", también vería que cuando un paciente toma levotiroxina, el nivel de T3 reversa es alto. ¿Por qué es importante esta prueba? ¡Porque la T3 reversa toma esa T3 y la vuelve a convertir en T4! Así, el cuerpo está en un ciclo constante de producción de la hormona T3 activa que se convierte después en hormona T4 inactiva.

El paciente se siente muy mal.

Otras cosas que pueden aumentar la enzima desyodasa 3, que produce T3 reversa, son el estrés físico y el estrés emocional y las dietas bajas en calorías. Hace muchos años, una paciente me contactó porque necesitaba ayuda para su hija, quien, según ella, tenía síntomas hormonales extraños. Su hija estaba en el último año de la escuela secundaria, era una excelente jugadora de fútbol y tenía un trastorno alimentario. Empezó sola una dieta baja en calorías extrema, y tenía expectativas muy altas en relación con sus objetivos deportivos y académicos. Al revisar sus análisis de sangre, se descubrió que TSH y T4 eran totalmente normales, pero T3 libre estaba muy baja, lo que explicaba todos sus síntomas. Sufría fatiga extrema, letargo, depresión, estreñimiento, desregulación de la temperatura y alteración del ciclo menstrual, entre otras cosas. Cuando se revisó el nivel de T3 reversa, se comprobó que estaba increíblemente alto. ¡El estrés físico y emocional que se había generado por sus expectativas era caótico para el cuerpo!

Su plan de tratamiento incluyó enseñarle cómo y por qué le ocurría eso; en especial, era fundamental explicarle que sus expectativas y el estrés al que sometía a su cuerpo hacían que se sintiera mal. Otros aspectos clave del plan de tratamiento fueron la terapia para su trastorno alimentario y la administración temporal de medicamentos para la tiroides hasta que todo volviera a la normalidad. Si su proveedor de atención médica no hubiera tenido en cuenta los efectos secundarios esenciales de la conversión de T4 en la hormona T3 activa, no se habría descubierto el problema. Lamentablemente, esta es una situación que veo con demasiada frecuencia en mi práctica clínica.

Cómo nos sentimos no es el único motivo para prestar atención a T3 libre y mantenerla en el rango óptimo. Pero primero, hablemos de los rangos de referencia de las pruebas de laboratorio. En 1998, la Enmienda para el Mejoramiento de Laboratorios Clínicos, propuesta por la Administración de Alimentos y Medicamentos de EE. UU., exigió que los laboratorios verificaran si los rangos de referencia (o "valores normales") eran adecuados para la población de pacientes en que se realizaban las pruebas. Suena excelente en teoría, pero si consideramos que esos pacientes son estadounidenses cuya salud va de un extremo al otro del espectro, sería lógico pensar que los valores ubicados en el extremo superior del rango de referencia representan a las personas más sanas, en relación con marcadores de laboratorio para hormonas. En otras palabras, por ejemplo, si el rango de referencia de T3 libre es de 2.3 a 4.3, el promedio de la campana estará en algún lugar en el medio, cerca de 3.0. Pero los niveles en el extremo superior de ese rango son los que se van a considerar más saludables, óptimos o típicos de la juventud.

Cuando estaba en la escuela secundaria y tenía un examen final, ¿quería estar en el extremo inferior, en el medio de la campana que representaba a su clase o se esforzaba por estar en el extremo superior de la campana? Todos quieren que les vaya bien en la escuela y obtener buenas notas, pero para eso hay que esforzarse. De la misma manera, debemos esforzarnos para estar sanos y cuidar de nuestro cuerpo. Ahora que entiende la importancia de controlar la T3 libre y asegurarse de que su nivel esté en el límite superior del rango, hablemos de algunos estudios clínicos en los que se destaca la importancia de estos hechos.

T3: LA PRINCIPAL HORMONA TIROIDEA

Como probablemente está empezando a entender, T3 es la hormona tiroidea más importante, y la prueba de laboratorio para controlar el nivel de T3 libre es la más importante para evaluar realmente el estado de la tiroides. Recuerde que lo ideal es que el nivel de T3 libre esté en el lado "derecho" de la campana. ¿Por qué? Porque un nivel de T3 libre en el extremo superior del rango está asociado a longevidad y mejor salud. Este es un concepto muy importante

> **"T3 es la hormona tiroidea más importante, y la prueba de laboratorio para controlar el nivel de T3 libre es la más importante para evaluar realmente el estado de la tiroides."**

que debemos entender cuando hablamos del efecto que tiene la tiroides en cada sistema del organismo. La mayoría de las personas cree que la hormona tiroidea solo está relacionada con el metabolismo y que los síntomas de la deficiencia de la tiroides son típicamente aumento de peso, pelo más fino, manos y pies fríos y estreñimiento. Pero, ¿qué efecto tiene un nivel bajo de T3 libre en otros sistemas del cuerpo que quizá no muestran síntomas hasta que es demasiado tarde? Por ejemplo, el corazón. La conversión de T4 en T3 se produce principalmente en el hígado, los riñones y el músculo esquelético, pero no en el músculo cardíaco.

Las células musculares del corazón (o cardiomiocitos) son uno de los pocos tipos celulares que no convierten T4 en T3 activa. El corazón necesita T3 libre en la sangre para funcionar adecuadamente. El efecto de un nivel bajo o bajonormal de T3 libre en el corazón puede manifestarse como disminución de la frecuencia cardíaca y de la presión arterial, fatiga y dolores musculares (o mialgias), colesterol alto y sensación general de "hinchazón". No son síntomas evidentes, pero en muchas personas son síntomas diarios. Además, ¿qué es lo primero que se receta en general si en un análisis de sangre se detecta un nivel alto de colesterol? ¡Medicamentos para bajar el colesterol! Me pregunto si alguien controla el nivel de T3 libre de ese paciente con colesterol alto. Hay una causa fundamental para cada alteración en los distintos sistemas del cuerpo, ¡y la causa del colesterol alto sin duda no es la deficiencia de un medicamento con estatina! En numerosos estudios, se observó una correlación directa entre un nivel bajo o normal de T3 libre y un aumento de enfermedades cardíacas o muerte por una enfermedad cardíaca. En un estudio en el que se analizaron más de 500 pacientes con enfermedades cardíacas, la tasa total de mortalidad fue cinco veces mayor en pacientes con un nivel bajo de T3.

En otro estudio, se encontró una correlación directa entre el nivel bajo de T3 libre y la incidencia de insuficiencia cardíaca y muerte por insuficiencia cardíaca. En otro artículo, se analizó la relación entre un nivel bajo de T3 libre y la tasa de mortalidad de pacientes en estado crítico con respirador en la Unidad de Cuidados Intensivos. Los pacientes con T3 libre menor de 2.3 tenían una tasa de mortalidad 52 % más alta que la de los pacientes con valores de T3 libre de medio a alto en el rango de referencia. En un estudio sobre enfermedades cardiovasculares y tasas de mortalidad por enfermedades cardíacas, se observó que los pacientes con un nivel de T3 libre en el tercio inferior del rango de referencia tenían una tasa más alta de muerte por causa cardíaca y de muerte por todas las causas (muerte por cualquier causa) que las personas con un nivel de T3 en el tercio superior del rango de referencia. Una vez más, no me canso de repetirlo, ¡normal NO significa óptimo! Todos los pacientes en ese estudio tenían niveles de T3 en el rango "normal", pero los valores caían en el lado equivocado de la campana y la tasa de mortalidad de ese grupo fue significativamente más alta. No puedo hablar por todos, pero yo quiero que mi nivel de T3 esté en el tercio superior del rango de referencia en las pruebas de laboratorio.

¿Qué sucede con el cerebro? Un nivel bajo de T3 libre se asocia generalmente con un mayor riesgo de demencia de Alzheimer, pero en un estudio de tres años en pacientes de una clínica de la memoria, se encontró que ni TSH ni T4 se asocian a la evolución de demencia a enfermedad de Alzheimer, sino solo a T3 libre. Una vez más, si su proveedor de atención médica solo controla TSH (como hace la mayoría), se estará pasando por alto información fundamental sobre la salud de los sistemas de sus órganos vitales.

"Si su proveedor de atención médica solo controla TSH (como hace la mayoría), se estará pasando por alto información fundamental sobre la salud de los sistemas de sus órganos vitales."

Desde hace mucho tiempo, la depresión se relacionó con hipotiroidismo, y los psiquiatras llevan décadas tratando la depresión con hormonas tiroideas. En estudios de los últimos cinco años, se observó una correlación significativa entre un nivel bajo de T3 y una tasa más alta de depresión e insomnio, y también se encontró que T3 libre en suero podría servir como un valor de laboratorio para analizar y predecir el riesgo de depresión. Se concluyó que es necesario prestar más atención al nivel de T3 libre en la atención de salud mental.

El dolor crónico es un tema muy importante en nuestro país, y hay una correlación directa entre el uso de analgésicos opiáceos y la inhibición de la producción de la hormona tiroidea. Los pacientes con dolor crónico deberían hacerse pruebas para analizar si tienen un nivel bajo de testosterona y otras hormonas sexuales y también de hormonas tiroideas.

¿Cuáles son los efectos secundarios de una "TSH inhibida"?

TSH se libera de acuerdo con un ciclo de autorregulación del nivel de T4 circulante. Cuando el nivel de T4 es alto (óptimo), el nivel de TSH será bajo. Cuando el nivel de T4 es bajo, el de TSH será más alto porque el cerebro intenta estimular la tiroides para que produzca más hormonas tiroideas. TSH es una prueba de detección útil para evaluar si el nivel de hormonas tiroideas es bajo o alto en pacientes que NO toman medicamentos para la tiroides. Un punto importante que debemos entender al hablar de hormonas tiroideas y pruebas de laboratorio para análisis de tiroides es el concepto erróneo de que una TSH baja debido a un medicamento para la tiroides tendrá las mismas consecuencias que una TSH baja en caso de enfermedad de GravesBasedow.

La enfermedad de GravesBasedow es un trastorno autoinmune y la causa principal de hipertiroidismo (la producción excesiva de hormonas tiroideas). La otra causa de una producción excesiva de hormonas tiroideas es un nódulo en la glándula tiroides que secreta de forma intermitente cantidades masivas de hormonas tiroideas independientemente de la influencia de TSH. Desafortunadamente, muchos proveedores de atención médica asumen que los efectos negativos del hipertiroidismo por enfermedad de GravesBasedow o por nódulos tiroideos también se aplican a un nivel bajo de TSH que resulta de un medicamento para la tiroides.

He tenido muchos pacientes en quienes la tiroides funcionaba de manera óptima. Se sentían muy bien y su T3 libre estaba en el extremo superior del rango de referencia, pero como su TSH era "baja" (menor de 1.0), sus médicos de cabecera les decían que los niveles de hormonas tiroideas eran muy altos y que con el tiempo iban a tener una arritmia fatal o algún otro problema de hipertiroidismo. Cuando les preguntaba a esos pacientes si su proveedor de atención médica había controlado alguna de las otras hormonas tiroideas, la respuesta era casi siempre "no"; y si controlaban algún otro nivel hormonal, usualmente era el de T4. Y esa información incorrecta se basaba en un nivel de TSH inhibido. Es muy importante entender que una vez que se inicia un tratamiento, la prueba de detección de TSH no es útil para nada. Debemos revisar los niveles de T4, T3, T4 libre y T3 libre y, a veces, la proporción de T3 libre y T4 libre.

Demasiados proveedores creen equivocadamente que una TSH inhibida debido a un tratamiento provocará fibrilación auricular, arritmia cardíaca, osteoporosis u otras consecuencias del hipotiroidismo relacionado con la enfermedad de GravesBasedow. Estudio tras estudio, se ha demostrado que la TSH inhibida por un tratamiento no causa ningún efecto adverso grave, en especial si la proporción de T3 libre y T4 libre es óptima. De hecho, en varios estudios de los últimos cinco años, se encontró que una proporción de T3:T4 alta está asociada a mejores resultados en relación con la salud. Del cerebro al corazón al intestino, los pacientes con un nivel más alto de T3 libre simplemente tienen mejores resultados en general en prevención y recuperación de enfermedades. En un gran estudio publicado recientemente, se observó que también ocurre lo contrario: un nivel alto de T4 libre con un nivel bajo de T3 libre (una proporción de T4:T3 alta), se correlaciona con una tasa más alta de mortalidad (muerte) por cualquier causa y una tasa más alta de muerte por causas cardiovasculares. Moraleja: asegúrese de que su proveedor de atención médica revise todas las hormonas tiroideas, incluidas la T3 libre y la T4 libre, no solo el nivel de TSH.

TIPOS DE MEDICAMENTOS PARA LA TIROIDES

La levotiroxina, uno de los medicamentos más recetados en EE. UU., se fabricó por primera vez a fines de la década de 1920, pero se comenzó a recetar con más frecuencia en este país a principios de la década de 1960. Es una forma sintética de T4 (o tiroxina sintética). Synthroid es la marca más conocida, y el nombre indica la naturaleza sintética del medicamento ("syn": sintético, "throid": tiroideo). Antes de que aparecieran en el mercado los preparados farmacéuticos de T4 sola (lo que también se denomina "monoterapia"), la tiroides desecada (también llamada tiroides "natural") era el pilar del tratamiento de afecciones por un nivel bajo de hormonas tiroideas. La tiroides desecada (comúnmente denominada "terapia combinada") fue el pilar del tratamiento para tiroides durante más de 60 años e incluye no solo T4 y T3 en las mismas proporciones que las que produce la glándula tiroides, sino también T2, T1 y calcitonina, también producidas por la tiroides. Todas estas son moléculas muy importantes para la función de la tiroides a nivel celular.

T2 tiene un rol fundamental en la conversión de T4 en T3 mediante la enzima desyodasa, que mencioné antes en este capítulo. T1 se empezó a estudiar más recientemente, pero se descubrió que es importante para la función y la actividad eléctrica del cerebro. Una hipótesis (estimación fundamentada) de una de las acciones de T1 es que contrarresta o "mantiene bajo control" las acciones de la hormona T4. Es emocionante notar que todavía queda mucho por aprender sobre estas moléculas tan importantes.

Todo tiene sentido cuando se comprenden las diferencias entre los preparados sintéticos de T4 y T3 en comparación con los preparados de tiroides desecada, en particular en relación con la experiencia del paciente. En numerosos estudios, se observó que, cuando los pacientes pueden elegir, la mayoría prefiere la terapia combinada a la monoterapia.

Junto con los profesionales de mis clínicas, tratamos con hormonas a más de 1,000 pacientes al mes, de los que aproximadamente el 50 % recibe tratamiento con hormonas tiroideas desecadas, y muchos se cambiaron del tratamiento con T4 sintética. Los resultados siempre son sorprendentes: más energía y concentración; disminución de la depresión; manos y pies tibios; crecimiento del pelo; mejor función intestinal y, con el tiempo, pérdida de peso, efectos que no se habían logrado con la monoterapia de T4 sintética. De los miles de pacientes que junto con nuestros médicos capacitados hemos cambiado del tratamiento con tiroides desecada, solo unos pocos dijeron que "se sentían mejor" con T4 sintética en comparación con el tratamiento con tiroides desecada. A veces sucede, pero muy rara vez.

En las investigaciones, se concluyó que la gran mayoría de los pacientes prefiere la terapia combinada a la monoterapia, y en los pacientes de médicos que usan terapia combinada, se observó una mayor satisfacción con el tratamiento y con el profesional médico. En un interesante estudio, se observó que, si bien los pacientes preferían la terapia combinada en relación con estado de ánimo, fatiga, bienestar y función cerebral, no podían explicar por qué el grado de satisfacción era mayor con la terapia combinada que con la monoterapia. Sí, leyó bien: aunque los pacientes informaron que se sentían mucho mejor y que su cerebro funcionaba mejor, los investigadores no pudieron explicar por qué los sujetos del estudio preferían la terapia combinada. Entonces, ¿por qué no hay más médicos que receten tiroides desecada? La respuesta es simple. ¡Hay que seguir el rastro del dinero!

En realidad, tiene sentido. Si se pueden optimizar los niveles de las hormonas tiroideas hasta un nivel lo más parecido posible a lo que producía el cuerpo antes de que la edad y las toxinas del entorno cambiaran todo, por supuesto que uno se siente mejor que si solo se reemplaza una parte del cuadro clínico.

TIROIDITIS DE HASHIMOTO

La tiroiditis de Hashimoto, también conocida como "tiroiditis autoinmune" (inflamación de la tiroides), se estudia desde hace más de 70 años. Es una afección autoinmune, es decir, el organismo crea anticuerpos contra sí mismo y se ataca a sí mismo. Hay varias teorías para explicar su origen. La predisposición genética es una de ellas, pero la producción de autoanticuerpos también se puede originar por factores ambientales, factores de alimentación (como el intestino permeable, del que después hablaremos en detalle) y carencias nutricionales (por ejemplo, de selenio). La afección suele pasar inadvertida debido a que la mayoría de los proveedores de atención médica no ordenan pruebas de detección de anticuerpos TPO, que en niveles altos son característicos de la enfermedad.

En algunos pacientes, los síntomas son similares a los de hipotiroidismo: fatiga, intolerancia al frío, trastornos relacionados con el dolor, depresión y otras dolencias inespecíficas. Si el proveedor de atención médica controla los "análisis de tiroides", en general se considera que están en el "rango normal", y los pacientes no reciben el tratamiento adecuado porque se tratan los síntomas con antidepresivos, analgésicos, etc., en vez de abordar la causa fundamental.

El tratamiento principal para la tiroiditis de Hashimoto es el reemplazo de la hormona tiroidea con medicamentos, pero es esencial prestar atención a las deficiencias nutricionales y evaluar la permeabilidad intestinal (o "intestino permeable") y la sensibilidad a alimentos. Una de las causas fundamentales conocida de la tiroiditis de Hashimoto es la deficiencia de selenio. Con frecuencia, los pacientes que tienen esta afección también tienen otras afecciones autoinmunes, como artritis reumatoide, eccema o psoriasis, y para todas ellas, la causa fundamental puede ser intestino permeable. Si se soluciona el problema del intestino, se solucionan la respuesta inmune hipersensible y la inflamación.

Haré una última reflexión sobre la función tiroidea subóptima. En muchos casos, en especial en pacientes más jóvenes que no necesariamente quieren comenzar a tomar medicamentos para la tiroides, simplemente con un suplemento de selenio, yodo y zinc, más un nivel de ferritina mayor de 70, suele mejorar la producción en la tiroides. El yodo es un micronutriente clave en la producción de hormonas tiroideas y, contrariamente a la creencia popular, el yodo es necesario y seguro de usar en casos de tiroiditis de Hashimoto. En la sección sobre nutrientes, hablaremos más sobre esto.

CAPÍTULO 7

DHEA

DHEA (deshidroepiandrosterona), es otra hormona muy importante para la salud general. Se considera un neuroesteroide porque se sintetiza en el sistema nervioso central. Históricamente, se creía que DHEA era solo una hormona precursora de estrógeno y testosterona. Actualmente, se sabe que DHEA tiene varios receptores propios, en especial en el cerebro. DHEA, junto con su forma de sulfato (DHEA S), es la hormona esteroidea circulante más abundante en el cuerpo humano. Se produce principalmente en la glándula suprarrenal, pero también en las gónadas (los ovarios y los testículos), en el cerebro y en la placenta. Como sucede con la mayoría de nuestras hormonas, DHEA disminuye considerablemente con la edad a partir de los 30 años, y aún más con cada década. La deficiencia de DHEA tiene efectos profundos en la salud general. Curiosamente, los niveles de sulfato de DHEA son aproximadamente tres veces más altos que los de testosterona total y cinco veces más alto que los de testosterona libre. Además, la deficiencia de DHEA S relacionada con la edad puede llegar a ser del 90 % y tener efectos más marcados que la deficiencia de testosterona.

DHEA, INFLAMACIÓN E INMUNIDAD

DHEA cumple varias funciones muy importantes en el cuerpo humano. Se considera un inmunomodulador, es decir, tiene un gran impacto en nuestro sistema inmunitario y en la producción de linfocitos T (los linfocitos citolíticos naturales) y otras células inmunitarias que ayudan a combatir infecciones. Mejora el bienestar físico y mental, aumenta la fuerza muscular y la densidad ósea, y participa en el control de la grasa corporal y la elasticidad de la piel estimulando la producción de grasa y colágeno, que son esenciales para una piel joven y con buena salud. Se ha demostrado que dosis altas de DHEA inducen remisión en muchos pacientes con enfermedad inflamatoria intestinal y ayudan a tratar con eficacia el lupus cuando se combina con la terapia habitual. DHEA afecta el sistema cardiovascular mediante una respuesta antiinflamatoria y también al relajar las paredes de las arterias y los vasos sanguíneos. Se encontró correlación entre un nivel bajo de DHEA y un aumento de las enfermedades cardíacas y del riesgo de muerte por cualquier causa. También se demostró que protege contra el asma y las alergias mediante su acción en los linfocitos T cooperadores y el sistema inmunitario.

En diversos estudios, también se observó que DHEA disminuye la depresión y la pérdida de la memoria asociada al deterioro cognitivo y que mejora la libido, en especial en mujeres. Observé lo mismo en mi práctica clínica en muchos casos.

"En diversos estudios, también se observó que **DHEA** disminuye la depresión y la pérdida de la memoria asociada al deterioro cognitivo y que mejora la libido, en especial en mujeres."

Recuerdo el caso de una señora que llegó a mi consultorio gracias a su esposo porque ella tenía depresión extrema, fatiga, dolores musculares y niebla mental, entre otros síntomas. El tratamiento incluyó el restablecimiento del nivel óptimo de testosterona, el manejo de las deficiencias nutricionales y la optimización de la tiroides. Como me gusta usar un método en etapas, dejé la charla sobre DHEA para otra consulta. Volví a ver a la paciente tres meses después y, si bien los síntomas habían mejorado un 80 %, seguía con depresión leve y un poco de niebla mental. Tenía un valor de DHEA de dos dígitos, cuando el nivel óptimo de DHEA S es de 200 a 250 en mujeres y de 300 a 350 en hombres.

¿Recuerda que antes mencioné el lado derecho de la campana de Gauss? Estas cifras están a la derecha del punto medio de la campana de Gauss. Descubrí que los pacientes con un nivel de dos dígitos en general llevan bastante tiempo sufriendo estrés extremo, lo que agrava la deficiencia del nivel de DHEA asociado a la edad. Como el nivel de DHEA de esa paciente era cercano a 50, le receté 10 mg de un suplemento de DHEA compuesto. Prefiero los suplementos compuestos porque, en mi experiencia, suelen ser más potentes que los suplementos de DHEA de venta libre. En la siguiente visita, me comentó que no podía creer que esa pequeña cápsula diaria tuviera tanto efecto sobre su depresión y su sensación de bienestar general. Era la pieza que faltaba en su cuadro clínico.

DHEA Y CORTISOL

Uno de los principales problemas de la deficiencia de DHEA relacionada con la edad es que la proporción de cortisol y DHEA deja de estar en equilibrio. Y ese desequilibrio tiene efectos negativos sobre la función inmunitaria y la inflamación. La DHEA y el cortisol tienen efectos opuestos sobre el sistema inmunitario. DHEA refuerza el sistema inmunitario, mientras que el cortisol lo inhibe. Una proporción elevada de cortisol y DHEA se ha asociado a un mayor estrés y a trastornos psiquiátricos, todas las causas de cáncer y todas las causas de muerte, síndrome metabólico y deterioro cognitivo.

El estrés es un modulador predominante de la función inmunitaria, lo que significa que tiene efectos muy potentes sobre el sistema inmunitario. Independientemente del estímulo (positivo o negativo), la vía del estrés provoca un aumento de las moléculas inflamatorias en la sangre y también un aumento del cortisol, que inhibe la respuesta inmunitaria y promueve las respuestas inflamatorias. En momentos de estrés, también se libera DHEA, que tiene el efecto opuesto. A medida que los niveles de DHEA disminuyen debido al proceso de envejecimiento, esa capacidad de proteger la respuesta inmunitaria disminuye rápido. En estudios en pacientes que sufrieron lesiones graves, la suplementación con DHEA y el restablecimiento del equilibrio en la relación entre cortisol y DHEA mejoraron la cicatrización de heridas, el estado de ánimo, la consolidación y la formación de huesos, la salud mental y el bienestar. También se demostró que DHEA favorece el equilibrio entre los efectos de la estimulación de largo plazo de la reacción de alarma inducida por situaciones estresantes. DHEA también tiene un rol directamente relacionado con la disminución de la masa muscular con la edad, también conocida como "sarcopenia". La sarcopenia disminuye la actividad física, deteriora un sistema metabólico sano y aumenta la tasa de mortalidad.

DHEA Y CEREBRO

La depresión es un fenómeno debilitante en todo el mundo, pero poco se ha hecho para avanzar en el tratamiento de la depresión y de los estados depresivos. Esto se debe, en parte, a que se suele recurrir directamente a antidepresivos como tratamiento en vez de buscar la causa fundamental. En muchos estudios clínicos, se observó que las insuficiencias hormonales son la causa fundamental de muchos trastornos depresivos, en particular en mujeres. Debido a que DHEA se sintetiza en el

"En muchos estudios clínicos, se observó que las insuficiencias hormonales son la causa fundamental de muchos trastornos depresivos, en particular en mujeres."

cerebro independientemente de las demás glándulas endocrinas que producen hormonas, tiene un efecto positivo de amplio espectro sobre la función cerebral. Se asocia a una molécula llamada "glutamato", que se libera en el cerebro y que está relacionada con ansiedad y depresión. Se encontró que existe una relación inversa entre los niveles de DHEA y depresión y fatiga, es decir, cuanto más bajos son los niveles de DHEA, mayor es la propensión a tener depresión y fatiga. DHEA también modula otros neurotransmisores que tienen un efecto positivo sobre la depresión. Como DHEA tiene efectos antidepresivos y protectores del cerebro cuando se usa para tratar esas afecciones, puede ser un tratamiento muy novedoso para casos de depresión y debería considerarse como terapia complementaria para pacientes con trastornos depresivos graves.

Según investigaciones sobre los efectos neuroprotectores de DHEA, protege contra la muerte de células del cerebro y estimula su reparación y regeneración. También se ha usado en pacientes con lesiones cerebrales traumáticas y se demostró que mejora la función cerebral y la motricidad.

La enfermedad de Alzheimer también es una enfermedad neurológica que está en rápido aumento en Estados Unidos y en el mundo. Se encontró que DHEA tiene efectos positivos sobre el metabolismo en el cerebro, ya que retrasa el envejecimiento cerebral al promover la reparación de neuronas. También es un potente antioxidante y posiblemente ayuda a reducir la neurodegeneración cerebral característica de la demencia por enfermedad de Alzheimer.

DHEA, CORAZÓN Y SÍNDROME METABÓLICO

El síndrome metabólico es la tríada de la obesidad central (la grasa a nivel de la cintura), la hipertensión y la resistencia a insulina, factores que, si no se controlan, provocan diabetes tipo 2, enfermedades cardíacas y accidentes cerebrovasculares. DHEA protege de muchas maneras contra la progresión del síndrome metabólico. Puede ayudar a perder peso y a disminuir la grasa visceral (la grasa que está alrededor de los órganos) y la grasa abdominal. DHEA reduce significativamente la resistencia a insulina y aumenta la sensibilidad a insulina. Además, en un estudio en hombres sanos no obesos de 50 a 65 años, después de seis meses de tratamiento con DHEA, disminuyó significativamente su masa adiposa total. Hay una correlación entre un nivel bajo de DHEA e insuficiencia cardíaca congestiva en hombres, y también se demostró que DHEA protege contra el desarrollo y la evolución de enfermedades cardiovasculares, mejora la salud vascular y arterial en mujeres y en hombres e influye positivamente en la inflamación vascular, lo que reduce los factores de riesgo de tener enfermedades cardíacas. En un estudio en más de 1,000 hombres a lo largo de nueve años, se encontró que un nivel bajo de DHEA predice cardiopatía isquémica independientemente del nivel de colesterol. Cuando se administró una suplementación de DHEA, se observó una gran reducción de las placas en la aorta y del endurecimiento de las arterias (también conocido como "ateroesclerosis"), una protección significativa contra la hipertensión pulmonar y una disminución de la aglutinación de plaquetas que da lugar a la formación de coágulos en las arterias coronarias.

SUPLEMENTACIÓN CON DHEA

¡Me apasiona DHEA porque tiene tantos beneficios! DHEA es una parte importante de cualquier plan general de optimización hormonal, en especial en pacientes que tienen un nivel de DHEA en el límite inferior del promedio de la campana de Gauss. En EE. UU., DHEA se considera un suplemento alimentario, pero en otros países (europeos, por ejemplo) se clasifica como hormona. Como DHEA es una hormona natural que crea el cuerpo, no se puede reproducir ni patentar como medicamento. Por eso, la industria farmacéutica se resiste a gastar recursos en estudios costosos en seres humanos. La mayoría de los estudios sobre DHEA son de patrocinadores privados e institucionales. Lo mismo ocurre con la testosterona para mujeres. De cualquier manera, DHEA es un suplemento nutricional común de venta libre en Estados Unidos.

Algunos productos de DHEA de venta libre tienen un buen nivel del metabolito sulfato de DHEA, pero prefiero las formulaciones farmacéuticas de DHEA. Cuando el producto proviene de una farmacia certificada, se tiene la seguridad de que DHEA es una formulación pura con casi ningún aditivo ni toxinas que podrían estar presentes en algunos suplementos de venta libre.

Recuerde que los suplementos de venta libre no están regulados en Estados Unidos. Por eso, la empresa fabricante y la distribuidora no tienen la responsabilidad de garantizar la pureza, la potencia

ni la exactitud del contenido del frasco. Como la respuesta
individual de cada paciente varía y es impredecible, es difícil hacer
recomendaciones firmes sobre la dosis de DHEA. Hay diferencias
en la eficacia de DHEA de venta libre y la de una formulación
farmacéutica de DHEA. En estudios clínicos, se encontró que una
dosis de 25 mg a 400 mg por día es segura. Este es un rango de
dosis muy amplio. No recomiendo comenzar con una dosis alta.
Cada paciente es único, y se debe comenzar con una dosis baja y
aumentarla de a poco de acuerdo con el alivio de los síntomas y los
efectos secundarios.

Muchos de los efectos secundarios asociados a DHEA
se derivan de su conversión en DHT, el metabolito activo de
la testosterona, y pueden incluir crecimiento de vello facial y
aparición de acné debido al aumento de la producción de lípidos
por DHT. En mi clínica, la mayoría de las pacientes comienza con
5 mg a 10 mg de una formulación farmacéutica de DHEA y los
hombres empiezan con 10 mg a 20 mg. Para preparados de venta
libre, un buen punto de partida suele ser el doble de la dosis de
una formulación farmacéutica. Sin embargo, se recomienda tener
precaución si aumenta el nivel de DHEA de forma constante por
encima del rango de referencia. Si va a tomar un suplemento de
DHEA, es mejor que lo haga con la supervisión de un proveedor
de atención médica, quien podrá controlar el nivel en sangre cada
seis meses o un año.

CAPÍTULO 8

LA MELATONINA

"El descanso promueve la renovación".
Lailah Gifty Akita

"Dormir es la mejor meditación".
Dalai Lama

Piense un momento en su estilo de vida en relación con la estimulación de luz. ¿Duerme con una computadora, una pantalla de celular o un televisor encendido en la habitación? ¿Usa una computadora o un celular o mira televisión una hora antes de acostarse? ¿Tiene una lámpara de noche o luz ambiental que impidan que haya oscuridad en su habitación? ¿Vive en una ciudad que nunca duerme, como Las Vegas? ¿Trabaja de noche y nunca está en un ambiente con oscuridad total?

Si respondió "sí" a cualquiera de esas preguntas, es muy posible que su nivel de melatonina esté sufriendo las consecuencias de una estimulación continua de luz. Pienso en todos los niños que se acuestan con el celular y se quedan navegando en las redes sociales o mirando videos. O los que, como mi hija, duermen con el celular justo al lado de la cabeza, por lo que cada vez que llega un mensaje o una notificación, la luz se enciende e interrumpe el sueño.

La melatonina es una hormona que se produce en la glándula pineal del cerebro, que es la encargada de regular el ciclo de sueño y vigilia. El nivel de melatonina aumenta de forma natural a la noche, para indicarle al cuerpo que es hora de dormir, y disminuye a la mañana, para indicarle que es hora de despertarse. La melatonina es esencial para la regulación del sueño, pero también tiene otras funciones importantes en el organismo, como ayudar a regular el sistema inmunitario. La melatonina es un potente antioxidante que puede neutralizar los radicales libres dañinos y reducir el estrés oxidativo y la inflamación en el organismo. Esta actividad antioxidante es particularmente importante para el sistema inmunitario porque el estrés oxidativo y la inflamación pueden debilitar la respuesta inmunitaria e impedir que el cuerpo luche contra infecciones.

Además de tener propiedades antioxidantes, la melatonina participa en la regulación del ritmo circadiano del organismo, que ayuda a regular una gran variedad de funciones corporales, como el metabolismo, la producción hormonal y la función del sistema inmunitario. Las alteraciones del ritmo circadiano pueden tener efectos negativos sobre la salud, como un mayor riesgo de enfermedades crónicas, como diabetes, enfermedades cardiovasculares y cáncer.

En mi investigación sobre melatonina, descubrí un estudio muy grande en el que se encontró una correlación directa entre los trabajadores de turno noche y el aumento de la tasa de cáncer. Además, eso se asoció directamente a la disminución de la producción de melatonina que se origina por trabajar de noche. Al entender la importancia de recetar melatonina suplementaria a los trabajadores de turno noche, lo agregué como una parte fundamental de mi práctica clínica. Las personas que trabajan a la noche deben tomar melatonina adicional a la mañana antes de dormir, pero también deben hacer todo lo posible para que no tener nada de luz artificial en la habitación. Se ha demostrado que las cortinas blackout y las máquinas de ruido blanco también son beneficiosas.

Además, la melatonina tiene poderosas propiedades antiinflamatorias y puede tener un rol clave en la regulación de la inflamación en el organismo. La inflamación es una respuesta natural del sistema inmunitario cuando hay lesiones, infecciones u otros tipos de daño y tiene un rol esencial en la defensa del organismo contra agentes patógenos. Como comenté, la inflamación crónica puede causar diversos problemas de salud, incluidos trastornos autoinmunitarios, enfermedades cardiovasculares y cáncer. La melatonina puede ayudar a reducir la inflamación crónica al neutralizar los radicales libres perjudiciales que hay en el organismo e inhibir la producción de citocinas proinflamatorias, que son proteínas secretadas por el sistema inmunitario y otros tejidos.

La melatonina también puede regular la actividad de las células inmunitarias, como los linfocitos T y los linfocitos B, que tienen una función esencial en la respuesta inmunitaria. Se demostró que la melatonina promueve la actividad de esas células y favorece una respuesta inmunitaria más robusta, sobre todo en casos de infección. Además de tener propiedades antiinflamatorias, la melatonina puede ayudar a disminuir el estrés oxidativo del organismo. El estrés oxidativo ocurre cuando hay un desequilibrio entre la producción de radicales libres y la capacidad del organismo de neutralizarlos, lo que provoca daño celular e inflamación.

> **"La melatonina puede ayudar a disminuir el estrés oxidativo del organismo."**

La melatonina también regula la respuesta del organismo ante estrés. Cuando el cuerpo sufre estrés, produce cortisol, que es una hormona que puede alterar el ciclo de sueño y vigilia y aumentar la sensación de ansiedad y depresión. La melatonina puede ayudar a contrarrestar los efectos del cortisol al reducir la sensación de estrés y ansiedad y facilitar el sueño. Este puede ser uno de los motivos por los que en varios estudios se encontró que la melatonina disminuye la presión arterial. En 2020 y 2021, debido a la gran cantidad de estudios sobre melatonina y su capacidad de mitigar la exacerbación de los síntomas de COVID 19, varios de mis pacientes tomaban dosis más altas de melatonina. Algunos tomaban una dosis de 20 mg a 40 mg por noche, no solo porque creían que así evitarían contraer una enfermedad grave, sino también porque se daban cuenta de que necesitaban una dosis en ese rango para ayudar al cuerpo a desconectarse y dormir.

Varias veces, noté que la presión arterial crónica y levemente elevada que tenían algunos pacientes se había normalizado al tomar melatonina. Me pareció una coincidencia muy interesante hasta que yo misma comencé a investigar sobre la melatonina. Descubrí que, además de su función en inflamación y estrés oxidativo, se demostró que la melatonina ayuda a regular la actividad del sistema nervioso simpático, que tiene un rol importante en la regulación de la presión arterial. Sin embargo, no siempre es así. En algunos estudios, se observó un aumento de la presión arterial cuando ciertos pacientes tomaban melatonina. Esto parece estar relacionado con la edad y el estado de salud general del paciente y también con otros medicamentos que pueda estar tomando.

Desafortunadamente, en el mundo moderno actual, muchas personas tienen un nivel inadecuado de melatonina, y esto puede provocar varios problemas de salud. Ciertos factores, como el envejecimiento, la exposición a luz artificial a la noche y algunos medicamentos, pueden alterar la producción natural de melatonina en el cuerpo, lo que provoca un nivel bajo de esa hormona. Esto puede dar lugar a trastornos del sueño, una función inmunitaria debilitada y un mayor riesgo de tener enfermedades crónicas. Como con las otras hormonas, la producción de melatonina disminuye

"Ciertos factores, como el envejecimiento, la exposición a luz artificial a la noche y algunos medicamentos, pueden alterar la producción natural de melatonina en el cuerpo, lo que provoca un nivel bajo de esa hormona."

de forma natural con la edad. El nivel suele comenzar a disminuir a los 40 años, y sigue disminuyendo el resto de la vida. Una estimulación de luz, si bien no hace que una persona se despierte completamente, afecta el sueño y el nivel de melatonina. Usted quizá piense que durmió bien, pero si se despierta y no siente que descansó, tiene problemas para concentrarse, siente depresión o ansiedad o tiene dificultades para combatir los resfriados comunes u otras infecciones, estos pueden ser indicios de que no está secretando suficiente melatonina a la noche.

Resumen: por qué disminuye el nivel de melatonina:

1. Envejecimiento: con la edad, la producción natural de melatonina tiende a disminuir, lo que dificulta que una persona pueda conciliar el sueño y dormir.

2. Exposición a luces artificiales a la noche: puede alterar la producción natural de melatonina en el organismo al suprimir su liberación. Esto incluye la luz de dispositivos electrónicos, faroles y la iluminación interior.

3. Trabajo en turnos y jet lag: la interrupción del ciclo de sueño y vigilia, como la que provoca trabajar en turnos o el jet lag, puede afectar la producción natural de melatonina en el organismo y reducir el nivel de la hormona.

4. Ciertos medicamentos: algunos medicamentos, como los betabloqueantes y las benzodiacepinas, pueden disminuir la producción natural de melatonina en el cuerpo.

5. Afecciones médicas: ciertas afecciones médicas, como trastornos del sueño, depresión y ansiedad, pueden alterar la producción natural de melatonina en el organismo y reducir el nivel de la hormona.

Resumen: síntomas de insuficiencia de melatonina:

1. Dificultad para conciliar el sueño o para dormir: la melatonina es esencial para regular el ciclo de sueño y vigilia, y si una persona tiene un nivel bajo de esta hormona, puede ser difícil conciliar el sueño o dormir toda la noche.

2. Mayor sensibilidad a la luz: la melatonina se produce en respuesta a la oscuridad y se suprime con la luz. Un nivel bajo de esta hormona puede hacer que las personas sean más sensibles a la luz, lo que dificulta conciliar el sueño o dormir en un ambiente luminoso.

3. Alteraciones del estado de ánimo: la insuficiencia de melatonina se ha asociado a un mayor riesgo de tener trastornos del estado de ánimo, como depresión y ansiedad. Esto puede ocurrir porque la melatonina regula la respuesta del organismo ante estrés y ayuda a dormir.

4. Menor función inmunitaria: la melatonina tiene un rol clave en la regulación de la función inmunitaria, y un nivel bajo de esta hormona puede resultar en inmunidad debilitada y un mayor riesgo de tener infecciones.

5. Mayor riesgo de enfermedades crónicas: la insuficiencia de melatonina se asocia a un mayor riesgo de tener enfermedades crónicas, como enfermedades cardiovasculares, diabetes y cáncer, debido a su rol en la regulación de la inflamación y del estrés oxidativo en el organismo.

Para mantener un nivel adecuado de melatonina, es importante tener hábitos saludables para dormir. Esto incluye dormir lo suficiente todas las noches y crear un ambiente adecuado para dormir reduciendo la exposición a la luz y el ruido, y también evitar las actividades estimulantes, como usar dispositivos electrónicos o mirar televisión antes de acostarse. En muchos casos, se pueden recomendar suplementos de melatonina para aumentar el nivel de la hormona, mejorar la calidad del sueño y prevenir las consecuencias de la deficiencia de melatonina, como problemas de inflamación, inmunidad y estrés.

Hay una gran variedad de dosis de melatonina. Algunas personas al principio son sensibles a melatonina y tienen una sensación de somnolencia extrema, incluso con dosis muy bajas, pero con el tiempo, ese efecto secundario disminuye cuanto más se exponen a cantidades adecuadas de melatonina. La elección de la dosis de melatonina depende del estilo de vida de cada persona. Si una persona trabaja de noche, le recomendaría no menos de 10 mg antes de dormir, pero si tiene muchas enfermedades crónicas (cuya causa es la inflamación), quizá necesite dosis más altas.

Si una persona tiene una enfermedad viral, de 5 mg a 20 mg puede ser útil para curarse. Las personas que están intentando dejar de tomar somníferos podrían necesitar una dosis más alta, de 10 mg a 20 mg o más. Sin embargo, en promedio, una dosis de 3 mg a 5 mg antes de dormir suele ser adecuada para adultos.

CAPÍTULO 9

LA SALUD INTESTINAL Y LAS HORMONAS

"La salud intestinal es lo más importante. Es el segundo cerebro, donde se producen muchas de nuestras hormonas".
Tess Daly

Cuando doy conferencias para médicos y otros profesionales de atención médica sobre cómo optimizar las hormonas, muchos de los participantes en nuestros cursos de capacitación se sorprenden cuando comienzo la tarde con una conferencia sobre salud intestinal, alimentación y suplementos nutricionales. La mayoría piensa que aprenderá a diagnosticar la insuficiencia hormonal y cómo elegir la dosis adecuada para sus pacientes. Sin embargo, al final de la conferencia, queda claro que optimizar las hormonas es mucho más que lograr que los valores en sangre estén del lado correcto del rango de referencia.

La mejor analogía que se me ocurre es la de tener un hermoso coche clásico. Imagine que tiene el coche de sus sueños. No tiene que ser un coche clásico restaurado, ¡puede ser un lujoso coche deportivo nuevo! ¿Dedicaría tiempo, energía y esfuerzo en ahorrar, buscar y esperar el día en que pueda tener el auto de sus sueños, para después comprarlo y únicamente cada tanto cargarle combustible? ¿No le haría mantenimiento al motor y los ajustes necesarios y se aseguraría de que todos los pistones y el motor funcionaran a la perfección? En otras palabras, no se limitaría a cargarle combustible, sino que querría que el combustible se consumiera de forma eficaz y que el coche rindiera al máximo. ¡Lo mismo sucede con el cuerpo humano!

En el caso de las terapias hormonales, los proveedores de atención médica serían negligentes si administraran a un paciente un medicamento hormonal sin asegurarse de que el "combustible" hormonal llegue al motor o, en este caso, a las células. La hormona debe llegar hasta las células para cumplir su función y ayudar a que la increíble maquinaria que es el cuerpo humano funcione con la mayor eficacia posible. Además, es fundamental revisar cómo se metabolizan las hormonas.

Para optimizar las hormonas, es necesario considerar muchas cosas, porque el cuerpo es una maquinaria misteriosa e inigualable que verdaderamente es, como dice mi amigo el Dr. James LaValle "un sistema de sistemas". Hasta ahora, vimos cómo los niveles hormonales afectan la depresión, la ansiedad y otros trastornos del estado de ánimo, las enfermedades cardiovasculares, las enfermedades neurovasculares, como los accidentes cerebrovasculares y la enfermedad de Alzheimer, el cáncer, la diabetes y la resistencia a insulina. Al conocer el rol de las hormonas en tantas funciones distintas del cuerpo y en la prevención de muchas enfermedades crónicas, sería negligente si no mencionara su efecto sobre el intestino en muchas de esas mismas enfermedades crónicas influidas por la salud hormonal.

Este es uno de los problemas de la medicina occidental: considero que la comunidad médica tiene una visión estrecha. Los especialistas se concentran en un área, con frecuencia sin dar crédito a otras partes del cuerpo que podrían influir en esas otras áreas o estar reguladas por ellas. Por ejemplo, pensemos en la comunicación continua y directa entre los intestinos y el cerebro. No tiene sentido que un neurólogo trate exclusivamente el cerebro como un órgano independiente sin influencia en otras partes del cuerpo ni regulado por ellas. El mismo concepto se aplica para un gastroenterólogo, un cardiólogo, un endocrinólogo, un ginecólogo, un dermatólogo o cualquier especialidad

"Por ejemplo, pensemos en la comunicación continua y directa entre los intestinos y el cerebro. No tiene sentido que un neurólogo trate exclusivamente el cerebro como un órgano independiente sin influencia en otras partes del cuerpo ni regulado por ellas."

médica, incluidos los médicos de cabecera y de medicina interna. Todos los médicos deben entender bien el funcionamiento de todos los sistemas del organismo. Esta simbiosis es un aspecto clave de la salud y del bienestar, además de la longevidad.

LOS INTESTINOS

"Todas las enfermedades comienzan en los intestinos".
Hipócrates

Los "intestinos" también se denominan "tubo gastrointestinal" o "tubo digestivo". En cambio, el estómago es donde se produce la digestión de los alimentos. Una vez que los alimentos se digieren y pasan por el tubo gastrointestinal, ¡empiezan a ocurrir algunas cosas increíbles! Pero también pueden ocurrir cosas negativas, de acuerdo con factores del estilo de vida, como alimentación, estrés, ejercicio y toxicidad (emocional y física), que pueden resultar en intestinos poco saludables. Quizá haya oído hablar del *microbioma intestinal*. Es un término que uso en la práctica clínica desde hace una década, pero que recientemente es aceptado por la medicina convencional. Si bien muchos proveedores de atención médica conocen el término, no entienden realmente la importancia que tiene alterar el microbioma intestinal para generar un entorno saludable y el efecto que tiene sobre la salud general y la prevención de enfermedades. Esto se debe en parte a que no se enseña en las facultades de medicina ni en las capacitaciones clínicas de enfermeros, asociados médicos u otros profesionales clínicos. Para que los proveedores de atención médica conozcan las complejidades de los intestinos y su impacto en la salud general y sepan cómo enseñarles a sus pacientes a tener intestinos sanos, deben asistir a cursos de capacitación clínica avanzada con un enfoque médico funcional o integral.

Por eso, me entusiasma tanto compartir esta información con los lectores. Parte de nuestra mejor capacitación como clínicos comienza con nuestros pacientes, siempre que los profesionales se tomen tiempo para escucharlos. A lo largo de los años, aprendí mucho de mis pacientes, quienes buscaban respuestas a sus problemas de salud pero no las recibían de sus proveedores de atención primaria. Hay mucha información disponible si hacemos preguntas profundas e inquisitivas sobre el historial médico de una persona, desde su infancia e incluso desde el vientre materno. Es fundamental entender los traumas infantiles (físicos y emocionales) y su efecto sobre la salud intestinal. Las lesiones deportivas, como las lesiones traumáticas o las conmociones cerebrales, aunque sean leves, pueden causar problemas de permeabilidad intestinal (intestino permeable) en solo 20 minutos.

Como ejemplo, recuerdo el caso de una paciente. Era una chica de 19 años que tenía síntomas gastrointestinales extremos, como hinchazón, dolor de estómago y muchos otros. Cambió su alimentación y siguió lo que ella consideraba una "dieta saludable" a base de ensaladas y pescado a la plancha y un mayor consumo de frutas y vegetales, pero seguía sin sentirse bien.

En su primera consulta, me contó detalles de su vida desde que estaba en el vientre materno, una vida extremadamente estresante. Nació en la pobreza, su madre era drogadicta, y vivió los primeros diez años de su vida en condiciones de pobreza extrema. Describió cómo a los cuatro años empujaba una silla hasta la cocina y se preparaba la cena, ya que su madre no estaba disponible o no podía cuidarla. Me contó que cuando tenía dos años, iba caminando por la calle con el pañal sucio y alguien la recogió y la llevó de vuelta a su casa. Estaba totalmente desatendida. Finalmente, a principios de su adolescencia, la adoptaron, pero el daño estaba hecho. El estrés extremo que vivió en sus primeros años de desarrollo tuvo un efecto profundamente negativo en su salud mental y emocional y también en su salud física. Los síntomas de esta paciente se originaban en sus primeros años de vida, que comenzaron en el vientre de una madre estresada, mal alimentada y con un problema de drogadicción, y se manifestaron como "intestino permeable" y le provocaron una variedad de síntomas inespecíficos que no solo estaban relacionados directamente con la comida y la alimentación, sino también con estado de ánimo depresivo, ansiedad y dificultad para concentrarse. Después de hacerle pruebas de sensibilidad alimentaria, con mi equipo descubrimos múltiples problemas que estaban causando sus síntomas y también que incluso los alimentos supuestamente "saludables" estaban originando problemas debido a su intestino permeable.

¿QUÉ ES "INTESTINO PERMEABLE"?

El síndrome de intestino permeable (o "permeabilidad intestinal") es una afección en la que el revestimiento del intestino delgado está dañado y permite que partículas de alimentos no digeridas, toxinas y otras sustancias nocivas se filtren ("permeen") en el flujo sanguíneo. Esto puede desencadenar una respuesta inmunitaria y provocar inflamación en todo el cuerpo. Las causas de intestino permeable están relacionadas con diversos factores, como mala alimentación; estrés crónico; traumatismos en la cabeza; ciertos medicamentos, como antibióticos y antiinflamatorios no esteroideos (AINE), como el ibuprofeno; infecciones y desequilibrio de bacterias intestinales, también conocido como "disbiosis intestinal". La relación entre la sucralosa y el síndrome de intestino permeable ha causado cierto interés en los últimos años, pero sigue siendo objeto de debate e investigación. La sucralosa es un edulcorante artificial no calórico que se usa generalmente como sustituto del azúcar en diversos productos alimenticios y bebidas. Algunas personas han expresado preocupación de que la sucralosa, y otros endulzantes artificiales, pueda contribuir al síndrome de intestino permeable o agravarlo. Según algunos estudios, los edulcorantes artificiales, incluida la sucralosa, también podrían afectar el microbioma intestinal.

Los síntomas de intestino permeable pueden incluir hinchazón; gases; dolor abdominal; diarrea; estreñimiento; fatiga; dolor en las articulaciones; depresión; ansiedad; niebla mental; trastorno por déficit de atención (TDA); sarpullido y manifestaciones de trastornos autoinmunes, como tiroiditis de Hashimoto, eccema, psoriasis, artritis reumatoide y otros.

Aunque algunos profesionales de la salud funcional, alternativa o integral diagnostican y tratan el síndrome de intestino permeable, el concepto no está ampliamente reconocido en la comunidad médica (ni siquiera por los gastroenterólogos) como una afección específica. Debido a los síntomas inespecífico que mencioné antes y a los fundamentos de la capacitación clínica occidental, este síndrome con frecuencia se "trata" mediante un manejo de los síntomas, con antidepresivos, ansiolíticos, medicamentos para TDA, esteroides tópicos, etc. Ya entiende la idea: rara vez se trata la causa fundamental. Una vez más, esto no es culpa de su proveedor de atención médica capacitado, sino simplemente que la "capacitación" de los profesionales rara vez incluye conceptos como salud intestinal, alimentación y nutrición. Al final de este capítulo, hablaremos sobre cómo sanar el intestino.

> **"Una vez más, esto no es culpa de su proveedor de atención médica capacitado, sino simplemente que la "capacitación" de los profesionales rara vez incluye conceptos como salud intestinal, alimentación y nutrición."**

¿QUÉ ES "DISBIOSIS INTESTINAL"?

Es un desequilibrio o una alteración de las "bacterias buenas" que normalmente habitan en el intestino humano. En conjunto, esas bacterias también se llaman "microbiota intestinal" o "microbioma intestinal". La microbiota intestinal tiene un rol clave en mantener la salud digestiva y la salud general, ya que facilita la digestión, produce vitaminas y nutrientes esenciales y apoya el sistema inmunitario. Lo contrario de disbiosis es "eubiosis", que es un estado de equilibrio microbiano en el organismo, asociado a la salud y a la prevención de muchas enfermedades.

En la disbiosis intestinal, la composición y la diversidad de la microbiota intestinal pueden estar alteradas debido a un crecimiento excesivo de ciertas bacterias perjudiciales y a una disminución de las bacterias beneficiosas. Ese desequilibrio puede provocar diversos problemas de salud, como problemas digestivos, inflamación y debilitamiento del sistema inmunitario. La inflamación es el desencadenante clave de todos los procesos de enfermedades crónicas, incluidos enfermedades cardíacas; afecciones cerebrales, como la enfermedad de Alzheimer; accidentes cerebrovasculares; trastornos autoinmunitarios; asma y otras afecciones pulmonares, entre otras. Según una gran cantidad de datos clínicos recientes, un microbioma intestinal alterado puede ser la causa fundamental de la inflamación.

Uno de los factores conocidos de la inflamación que se origina por la mala salud intestinal son los lipopolisacáridos (LPS). Los LPS son moléculas de gran tamaño que están en la membrana externa de ciertos tipos de bacterias, incluidas algunas que se encuentran habitualmente en la microbiota intestinal. Los LPS también se conocen como "endotoxinas" porque pueden causar inflamación y otros efectos dañinos cuando entran en el flujo sanguíneo. Las endotoxinas son toxinas que están en el interior de una célula bacteriana y que se liberan cuando la célula se rompe.

Un desequilibrio de la microbiota intestinal puede dar lugar a un crecimiento excesivo de bacterias productoras de LPS, lo que puede aumentar el nivel de LPS en los intestinos y provocar inflamación intestinal. También puede originar "intestino permeable", como se explicó antes, cuando la barrera intestinal se vuelve permeable y permite que sustancias perjudiciales (incluidos los LPS) pasen a la circulación. Cuando están en el flujo sanguíneo, los LPS pueden desencadenar una respuesta inmunitaria y provocar inflamación en todo el cuerpo. La inflamación crónica puede contribuir a muchos problemas de salud, como resistencia a insulina, obesidad y otros trastornos metabólicos, y también enfermedades autoinmunes, enfermedades neurodegenerativas (como la demencia por la enfermedad de Alzheimer) y enfermedades cardiovasculares.

¿Recuerda la agudeza de Hipócrates, cuando hace siglos dijo: "Todas las enfermedades comienzan en los intestinos"? Hipócrates era un genio y tenía razón. La medicina moderna es muy útil para la comunidad médica en muchas áreas, en especial en la estabilización de emergencias, como accidentes cerebrovasculares e infartos de miocardio, pero creo que la comunidad médica se ha alejado mucho de lo básico mediante herramientas de diagnóstico y pruebas de laboratorio sofisticadas, y los médicos han dejado de prestarle la debida atención a la zona donde se origina la

"Como accidentes cerebrovasculares e infartos de miocardio, pero creo que la comunidad médica se ha alejado mucho de lo básico mediante herramientas de diagnóstico y pruebas de laboratorio sofisticadas, y los médicos han dejado de prestarle la debida atención a la zona donde se origina la mayoría de las enfermedades: los intestinos inflamados, permeables y poco saludables."

mayoría de las enfermedades: *los intestinos inflamados, permeables y poco saludables.*

LA CONEXIÓN ENTRE EL INTESTINO Y EL CEREBRO

¿Qué tiene que ver el intestino con el cerebro? ¡TODO! La relación entre la salud intestinal y la salud del cerebro se postuló por primera vez a principios del siglo XX, pero recién en la última década (más de 100 años después), se empezó a estudiar la conexión entre el intestino y el cerebro, también conocida como "eje intestinocerebro". El eje intestinocerebro se refiere a la red de comunicación entre el intestino y el cerebro, que es una comunicación bidireccional (es decir, que funciona en ambas direcciones) entre el sistema nervioso central (o SNC) y el sistema nervioso entérico o intestinal (SNE). El sistema nervioso intestinal es una compleja red de neuronas (células nerviosas) y células de sostén que están en las paredes del tubo gastrointestinal. A veces, se denomina "segundo cerebro" porque puede funcionar independientemente del sistema nervioso central y controlar muchos procesos digestivos. El SNE está formado por dos capas principales de neuronas que coordinan muchos aspectos de la función intestinal, incluidos la motilidad, la secreción y el flujo sanguíneo. El eje intestinocerebro facilita el flujo constante de señales entre el intestino y el cerebro, que puede influir en diversos procesos fisiológicos, como la digestión, el apetito, el estado de ánimo y la función inmunitaria, entre otros. Por ejemplo, ciertas bacterias intestinales pueden producir neurotransmisores y otras moléculas de señalización que pueden afectar la función del cerebro y el comportamiento, mientras que el estrés y otros factores psicológicos pueden afectar el movimiento y la función de los intestinos.

EL ESTRÉS

¡Nuevamente! ¡El estrés! Específicamente, el estrés crónico. El estrés mental (o emocional) crónico suele tener un efecto considerable sobre la función del SNE, que a su vez puede afectar la función digestiva y la salud general. En períodos de estrés crónico, el cuerpo libera muchas hormonas de estrés, como cortisol y adrenalina. Estas hormonas pueden tener un efecto directo sobre el SNE al alterar el equilibrio de los neurotransmisores en el intestino, lo que causa problemas digestivos, como diarrea, estreñimiento o hinchazón. El estrés también puede provocar cambios en el movimiento intestinal, lo que afecta la velocidad y el tránsito de los alimentos en el aparato digestivo. El estrés incluso puede desencadenar inflamación en el intestino, lo que exacerba los problemas intestinales existentes o genera problemas nuevos. Por último, el estrés crónico también puede dar lugar a disbiosis que, según se sabe actualmente, genera síntomas gastrointestinales, trastornos gastrointestinales, como la enfermedad de Crohn y la colitis ulcerosa, y también inflamación, además de afectar la salud general.

LA DEPRESIÓN

La depresión es un fenómeno en rápido aumento en todo el mundo. Ya mencioné la influencia que tienen las hormonas en la depresión, pero según una cantidad creciente de pruebas, las alteraciones en la microbiota intestinal también pueden contribuir al desarrollo y la exacerbación de los síntomas depresivos, a través de varios mecanismos. Uno de esos mecanismos es la producción de neurotransmisores, como serotonina y dopamina. Esos neurotransmisores tienen una función importante en la regulación del estado de ánimo y del bienestar emocional, y la mayoría de ellos se produce en el intestino. La disbiosis puede alterar la producción y el equilibrio de esos neurotransmisores y causar desequilibrios que llevan a depresión, ansiedad y trastornos del sueño, que usualmente agravan el problema. El aumento del nivel de inflamación y estrés oxidativo causado por la disbiosis también puede originar depresión. Además, la disbiosis puede afectar la producción de ácidos grasos de cadena corta (AGCC), que son importantes para regular la función inmunitaria y reducir la inflamación en el intestino y el cerebro. La disbiosis puede disminuir la producción de AGCC, lo que aumenta aún más la inflamación y el estrés oxidativo.

"Los desequilibrios o las alteraciones del eje intestinocerebro se han asociado a muchos problemas de salud, como síndrome de intestino irritable, depresión, ansiedad y otros trastornos mentales, y también enfermedad de Alzheimer y accidentes cerebrovasculares."

Actualmente, se sabe que la disbiosis intestinal tiene muchas consecuencias negativas en el cerebro, que dan lugar a una gran cantidad de enfermedades. Los desequilibrios o las alteraciones del eje intestinocerebro se han asociado a muchos problemas de salud, como síndrome de intestino irritable, depresión, ansiedad y otros trastornos mentales, y también enfermedad de Alzheimer y accidentes cerebrovasculares. Entender y optimizar el eje intestinocerebro es un importante campo de investigación para mejorar la salud general de una persona y también para la prevención y el tratamiento de diversas afecciones relacionadas con el cerebro.

LA SALUD INTESTINAL Y LA FUNCIÓN INMUNITARIA

La microbiota intestinal tiene un rol fundamental en determinar y regular el sistema inmunitario, ya que promueve el desarrollo de células inmunitarias y mantiene la homeostasis (el equilibrio) inmunológica. Una forma en que la disbiosis intestinal puede afectar la función inmunitaria es promoviendo la inflamación. La disbiosis suele provocar un crecimiento excesivo de bacterias perjudiciales, lo que desencadena una respuesta inmune y promueve la inflamación en todo el cuerpo, en gran parte a través de los LPS, como mencioné antes. Esa inflamación crónica está asociada a una serie de problemas de salud relacionados con una respuesta inmunitaria alterada, como trastornos autoinmunitarios, alergias, cáncer y otros.

La disbiosis intestinal también puede afectar la función inmunitaria al alterar la producción de ciertas células inmunitarias, como los linfocitos T y los linfocitos B, y puede afectar la producción de citocinas y otras moléculas de señalización que participan en la función inmunitaria. Las citocinas son un grupo de proteínas pequeñas secretadas por las células del sistema inmunitario y por otros tejidos. Las citocinas actúan como moléculas señalizadoras y ayudan a coordinar la respuesta inmunitaria del organismo ante infecciones, inflamación y otros tipos de estrés o lesiones. Pueden tener diversos efectos en el sistema inmunitario, como estimular la producción de más células inmunitarias, aumentar la inflamación o ayudar a que se resuelva la inflamación, y se ha demostrado que restaurar el equilibrio saludable de la microbiota intestinal puede ayudar a mejorar la función inmunitaria y a disminuir la inflamación.

El síndrome de intestino permeable y los trastornos autoinmunes están muy relacionados porque una mayor permeabilidad intestinal asociada al síndrome puede contribuir al desarrollo de trastornos autoinmunes. Como mencioné antes, el síndrome de intestino permeable ocurre cuando el revestimiento del intestino delgado está dañado y permite que se filtren al flujo sanguíneo partículas de alimentos no digeridas, toxinas y otras sustancias nocivas. Esto puede desencadenar una respuesta inmunitaria y provocar inflamación crónica en todo el organismo. A su vez, la inflamación crónica puede dañar tejidos y órganos, lo que origina trastornos autoinmunes. Los trastornos autoinmunes ocurren cuando el sistema inmunitario ataca por error a células y tejidos sanos del cuerpo, lo que provoca inflamación crónica y daño en los tejidos. Algunos trastornos autoinmunes que se sabe que son causados por disbiosis intestinal y por el síndrome de intestino permeable son la enfermedad inflamatoria intestinal, el lupus, la artritis reumatoide, la esclerosis múltiple, la enfermedad de GravesBasedow, la tiroiditis de Hashimoto e incluso la diabetes tipo 1.

Según estudios, si se trata el síndrome de intestino permeable y se restablece el equilibrio saludable en la microbiota intestinal, disminuye la inflamación y mejora la función del sistema inmunitario, lo que puede reducir el riesgo de que surjan trastornos autoinmunitarios u otros problemas relacionados con el sistema inmunitario. Más adelante, hablaremos sobre el tratamiento de problemas intestinales.

LA SALUD INTESTINAL Y EL CORAZÓN

Cada vez hay más pruebas de que la disbiosis intestinal puede tener un rol en el desarrollo de enfermedades cardiovasculares (ECV). Esto puede ocurrir de varias maneras. Una forma es mediante la producción de Nóxido de trimetilamina (TMAO), un metabolito producido por ciertas bacterias del intestino. Se ha demostrado que TMAO contribuye al desarrollo de ateroesclerosis (el endurecimiento de las arterias), uno de los principales factores de riesgo de enfermedades cardiovasculares. TMAO también puede promover la activación y la agregación de plaquetas, que puede dar lugar a la formación de coágulos sanguíneos y aumentar el riesgo de infarto de miocardio y accidente cerebrovascular. Las plaquetas son las células pegajosas que se agrupan para formar un coágulo de sangre. Ayudan a cicatrizar un corte en la piel, por ejemplo, pero por otro lado, ¡pueden obstruir las arterias!

Otra forma es generando inflamación crónica. ¿Recuerda los LPS? Un desequilibrio en la microbiota intestinal puede desencadenar la producción de estas moléculas proinflamatorias que contribuyen a la inflamación sistémica, uno de los principales factores en el desarrollo de ECV. Además, se ha demostrado que la disbiosis intestinal contribuye a la disfunción metabólica, incluidas la resistencia a insulina, la obesidad y la alteración de los lípidos en la sangre, que son todos factores de riesgo principales de ECV.

También hay pruebas de que la disbiosis intestinal puede contribuir al desarrollo y a la evolución de la insuficiencia cardíaca congestiva (ICC) a través de varios mecanismos. El endotelio es una fina capa de células que recubre los vasos sanguíneos, el corazón y los tejidos linfáticos. TMAO promueve la inflamación, el estrés oxidativo y la disfunción endotelial, y un aumento de la producción de esos metabolitos dañinos también puede contribuir al desarrollo de insuficiencia cardíaca congestiva. La disbiosis intestinal también puede favorecer el desarrollo de ICC al permitir que bacterias o productos bacterianos pasen al flujo sanguíneo. Esto, a su vez, puede desencadenar una respuesta inmunitaria e inflamación, que pueden dañar el corazón y contribuir a la evolución de la ICC.

Por último, los LPS producidos por un microbioma intestinal poco saludable promueven la inflamación y el estrés oxidativo en el corazón y en otros órganos, lo que contribuye al desarrollo de insuficiencia cardíaca y otros problemas cardiovasculares.

LA SALUD INTESTINAL Y EL CÁNCER

La relación entre la disbiosis intestinal y el cáncer es compleja. Se han propuesto diversos mecanismos para explicar cómo la disbiosis intestinal puede contribuir al desarrollo de cáncer. Por ejemplo, ciertas bacterias del intestino producen metabolitos que pueden dañar el ADN y promover el crecimiento de células cancerosas. Otras bacterias pueden producir moléculas inflamatorias que promueven la inflamación crónica, que es un conocido factor de riesgo de cáncer. Una vez más, ¡la inflamación! ¿Empieza a ver la conexión? El estrés crónico y una mala alimentación originan un ambiente intestinal poco saludable que a su vez produce inflamación crónica, lo que origina todas las *enfermedades*.

Las células cancerosas aparecen debido a mutaciones genéticas que les permiten crecer y dividirse sin control. Estas células mutadas pueden pasar inadvertidas ante el sistema inmunitario, por lo que siguen creciendo y se diseminan (propagan) por todo el cuerpo, lo que en última instancia produce cáncer. El sistema inmunitario está equipado con distintas células y moléculas que son capaces de reconocer y eliminar las células cancerosas. Por ejemplo, los glóbulos blancos denominados "linfocitos T" reconocen y directamente eliminan las células cancerosas, mientras que otras células, denominadas "linfocitos citolíticos naturales" atacan a las células cancerosas sin necesidad de reconocerlas previamente. Un desequilibrio en la microbiota intestinal puede provocar una respuesta inmunitaria debilitada. Así, el sistema inmunitario no detecta las células cancerosas, y siguen multiplicándose. Según estudios recientes, la disbiosis intestinal puede estar asociada a un mayor riesgo de tener ciertos tipos de cáncer, incluidos cáncer colorrectal, cáncer de hígado, cáncer de páncreas y cáncer de mama.

LA SALUD INTESTINAL Y LAS HORMONAS

Actualmente, el microbioma intestinal se considera en sí mismo un órgano endocrino y que secreta hormonas. El intestino y el equilibrio hormonal están estrechamente relacionados, ya que la microbiota intestinal tiene una importante función en la regulación de la producción, el metabolismo y el equilibrio de las hormonas, como insulina, cortisol y hormonas sexuales (estrógeno, progesterona y testosterona),

"Actualmente, el microbioma intestinal se considera en sí mismo un órgano endocrino y que secreta hormonas."

en todo el organismo. Además, las bacterias intestinales pueden producir ciertas hormonas, y sustancias similares a las hormonas, que pueden afectar diversos procesos en el cuerpo.

El intestino y el equilibrio hormonal también están conectados a través del eje intestinocerebro. Esta vía de comunicación incluye la liberación de hormonas y otras moléculas de señalización en el intestino, que pueden influir en la función del cerebro, en el comportamiento y también en la liberación de hormonas en el cerebro que pueden afectar el movimiento y la función intestinales. La disbiosis intestinal puede causar alteraciones en el equilibrio hormonal y contribuir a una serie de problemas de salud, como trastornos metabólicos, irregularidades en la menstruación y problemas de fertilidad. Por ejemplo, un crecimiento excesivo de bacterias nocivas en el intestino puede originar resistencia a insulina y un nivel alto de cortisol, lo que contribuye al desarrollo de diabetes tipo 2 y otros trastornos metabólicos, como poliquistosis ovárica, que está directamente relacionada con la infertilidad.

El estrógeno tiene una función importante en la regulación de diversos aspectos de la función intestinal, como el movimiento intestinal, la función inmunitaria y la composición de la microbiota intestinal. Puede participar en el movimiento intestinal afectando la contracción y la relajación de las células del músculo liso de la pared intestinal, lo que puede regular la digestión y las deposiciones. Además, el estrógeno puede regular o ayudar a equilibrar la respuesta inmunitaria en los intestinos, lo que protege contra patógenos dañinos y mantiene un equilibrio saludable de bacterias intestinales. El estrógeno también puede afectar la composición de la microbiota intestinal al favorecer el crecimiento y la actividad de ciertas bacterias que producen metabolitos beneficiosos, como los ácidos grasos de cadena corta, que promueven la salud intestinal. Los desequilibrios del nivel de estrógeno, como los que ocurren en la menopausia, pueden provocar cambios en el movimiento intestinal, la función inmunitaria y la microbiota intestinal, que dan lugar a problemas digestivos y otros problemas de salud. La deficiencia de estrógeno, como la que ocurre después de la menopausia en las mujeres que no reciben terapia de reemplazo hormonal, se ha asociado directamente a un mayor riesgo de tener cáncer de colon.

El "estroboloma" es un conjunto de genes bacterianos en el microbioma intestinal relacionados con el metabolismo del estrógeno. Se cree que el estroboloma tiene un rol importante en el mantenimiento del equilibrio hormonal en el organismo, ya que los desequilibrios del metabolismo del estrógeno se han asociado a diversos problemas de salud relacionados con el estrógeno, incluidos cáncer de mama, endometriosis e infertilidad. El metabolismo del estrógeno también se produce en varias fases en el hígado. El proceso del metabolismo del estrógeno en el hígado y en los intestinos a través del estroboloma se puede dividir en dos vías principales: la vía "buena" y la vía "mala".

La vía "buena" es la producción de metabolitos del estrógeno que tienen propiedades anticancerígenas y es menos probable que causen daño en el organismo. La vía "mala", en cambio, produce metabolitos del estrógeno que pueden ser perjudiciales y contribuir al desarrollo de los problemas de salud asociados al estrógeno que mencioné antes. En la fase de glucuronidación del metabolismo del estrógeno en el hígado, los metabolitos "malos" del estrógeno se unen a la enzima glucuronidasa para ser transportados al intestino para su excreción. El crecimiento excesivo de bacterias malas en el intestino (disbiosis) aumenta el nivel de una enzima llamada "betaglucuronidasa". La betaglucuronidasa desacopla la glucuronidasa de las bacterias "malas" del intestino y después se reabsorbe en el flujo sanguíneo. Actualmente, se cree que la recirculación de estos metabolitos más cancerígenos (es decir, que producen cáncer), aumenta el riesgo de cáncer de mama y de otros tipos de cáncer relacionados con el estrógeno.

Otro factor clave que se debe tener en cuenta en relación con el cáncer y los trastornos asociados a los intestinos son los llamados "disruptores endocrinos (EDC)".

Los disruptores endocrinos son sustancias químicas que pueden interferir con el funcionamiento normal del sistema hormonal endocrino. Pueden imitar, bloquear o interrumpir la acción de las hormonas en el organismo, lo que provoca diversos efectos adversos, como anomalías en el desarrollo, problemas reproductivos y trastornos del sistema inmunitario. También pueden alterar la comunicación entre las hormonas y las células en las que actúa, lo que causa una serie de problemas de salud, como obesidad, diabetes y cáncer.

> "Los disruptores endocrinos son sustancias químicas que pueden interferir con el funcionamiento normal del sistema hormonal endocrino."

Algunos ejemplos de disruptores endocrinos son ciertos pesticidas, plásticos, materiales ignífugos e incluso algunos medicamentos recetados, como pastillas anticonceptivas, bisfosfonatos para la osteoporosis, antidepresivos y otros. Los EDC pueden entrar en el organismo a través de los alimentos, el agua, el aire o el contacto con la piel y se pueden acumular en los tejidos grasos, lo que dificulta su eliminación. Una de las principales formas en las que estos disruptores endocrinos entran al cuerpo es mediante plásticos de botellas de agua, envases de alimentos y embalajes plásticos. En particular cuando son expuestos al calor, los productos químicos y plásticos nocivos se filtran en alimentos o en líquidos almacenados y, cuando se consumen, se acumulan en el organismo.

RESUMEN: QUÉ CAUSA INTESTINO PERMEABLE Y DISBIOSIS INTESTINAL

Recuerde que hay una diferencia entre intestino permeable y microbioma intestinal desequilibrado (disbiosis), pero tienen una relación importante y esencial. Se sabe que varios factores pueden causar tanto intestino permeable como disbiosis intestinal, y ya mencioné muchos de ellos, pero resumiré algunos factores clave:

1. Alimentación

2. Estrés crónico

3. **Edad:** con la edad, tiende a disminuir la diversidad y la abundancia de las bacterias intestinales beneficiosas.

4. **Medicamentos:** los antibióticos encabezan la lista, además de los inhibidores de la bomba de protones (que se usan para tratar la indigestión y la acidez estomacal), los antiinflamatorios no esteroideos (AINE) y los disruptores endocrinos mencionados antes.

5. **Exposición a toxinas:** exposición a toxinas ambientales, como plásticos, pesticidas y metales pesados.

6. Exposición a disruptores endocrinos químicos (EDC).

LA IMPORTANCIA DE UNA DIETA SALUDABLE

Quiero recalcar la importancia de la alimentación. Para eso, usaré otra cita de Hipócrates: "Deje que los alimentos sean sus medicamentos". Además de las cosas tóxicas que entran en nuestra mente y en nuestro cuerpo, debemos considerar la influencia que tiene en los intestinos (y, por lo tanto, en la salud hormonal) todo lo que entra por la boca. Según numerosas pruebas, la dieta estadounidense estándar (*Standard American Diet* [SAD], que casualmente significa "triste") tiene un efecto extremadamente negativo sobre la salud intestinal. Eso se debe a que "SAD" consiste principalmente en el consumo de alimentos con una gran cantidad de calorías pero pocos nutrientes. Una dieta occidental (SAD) se caracteriza por un alto consumo de alimentos procesados, carbohidratos refinados y grasas saturadas y un bajo consumo de frutas, vegetales y cereales integrales. Este tipo de dieta se ha asociado a un mayor riesgo de tener diversas enfermedades crónicas, como obesidad, diabetes tipo 2, enfermedades cardiovasculares y cáncer.

"Además de las cosas tóxicas que entran en nuestra mente y en nuestro cuerpo, debemos considerar la influencia que tiene en los intestinos (y, por lo tanto, en la salud hormonal) todo lo que entra por la boca."

Los alimentos envasados y procesados, el uso de jarabe de maíz con alto contenido de fructosa, los aceites de semillas, la sucralosa y otras sustancias químicas que están en los alimentos procesados, y también los alimentos transgénicos producidos en masa (OGM), son los principales problemas. En varios estudios, se encontró que cuando las personas migran de otros países a EE. UU. y adoptan la dieta y el estilo de vida occidentales, los cambios negativos en la salud son evidentes a las pocas semanas o a los pocos meses. La dieta occidental SAD, que carece de fibra debido al menor consumo de frutas y vegetales frescos, es otra receta para el desastre, valga el juego de palabras.

LA IMPORTANCIA DE UNA MENTE SANA

Hace dos años, una paciente joven y encantadora de unos 30 años, casada y con dos hijos, comenzó a venir a mi consultorio para una optimización de hormonas. En cada consulta, mencionaba una nueva dolencia o algún problema por el que estaba buscando un especialista. Después de un año, aproximadamente, en el que ella iba de un especialista a otro para intentar saber qué tenía, comencé a hacerle algunas preguntas clave sobre su vida, su infancia y su estado de ánimo en ese momento.

Le recomendé que revisara nuestro programa llamado *Metabolic Code®* (código metabólico). *Metabolic Code®* es un programa increíble de salud funcional e integral que creó el Dr. James LaValle y que ayuda a los médicos a detectar señales menos evidentes de que un paciente está sufriendo por algo y que eso está afectando su salud física. Después de hacer algunos análisis de laboratorio especiales y de que completara el cuestionario del código metabólico, encontré en los resultados algunos puntos que requerían atención. La paciente tenía problemas relacionados con las glándulas suprarrenales y el cortisol (estrés) y con los intestinos. Le hice algunas preguntas sobre su pasado sobre abuso físico o emocional o algún traumatismo en la cabeza, y me contó que había sufrido crisis traumáticas y algunas conmociones cerebrales, y admitió, entre lágrimas, que algunas de las personas en su vida eran muy tóxicas.

Primero, le expliqué cómo ese tipo de estrés (mental, físico, espiritual y emocional) afecta la función inmunitaria y los intestinos y causa mucha inflamación en todo el cuerpo. El siguiente médico que tenía programado consultar era un reumatólogo, para descartar una disfunción autoinmune. No quería tomar todos los medicamentos convencionales que le sugerían los médicos, pero aceptó hacerse una prueba de tres meses para mejorar el funcionamiento de los intestinos y de la mente y para quitar o apartar de su vida a las personas, los alimentos y las situaciones tóxicas. Además de suplementos para reparar el intestino, le di algunos suplementos clave que la ayudarían a "reiniciar" el cerebro y calmar el sistema nervioso. Tres meses después, cuando la vi en su siguiente cita de tratamiento hormonal, ¡no pude creer el cambio que veía! Me sorprendió que su aura fuera luminosa y positiva, y la vi sonreír por primera vez.

Le pregunté cómo estaba y le pedí que me pusiera al tanto. Ella no podía creer lo mejor que se sentía con todos los suplementos, pero uno de los consejos clave que siguió fue poner fin a algunas relaciones tóxicas. Con su esposo estaban mejor que nunca, volvieron a tener relaciones sexuales e incluso se habían ido de vacaciones juntos por primera vez en muchos años. Este es un gran ejemplo de una paciente cuyas hormonas habían estado optimizadas durante varios años, pero le faltaban algunas piezas clave para sentirse completa y en paz: la conjunción de *mente, cuerpo y espíritu.*

> **"Las personas, los pensamientos y las ideas tóxicas pueden perjudicarnos de distintas maneras, tanto mental como físicamente."**

Las personas, los pensamientos y las ideas tóxicas pueden perjudicarnos de distintas maneras, tanto mental como físicamente.

Estas son algunas de las formas en que los pensamientos tóxicos pueden tener un efecto negativo sobre nuestro bienestar:

1. **Mayor estrés:** los pensamientos tóxicos suelen girar en torno a cosas negativas, baja autoestima, preocupación o ira. Pensar continuamente en este tipo de cosas desencadena la respuesta del cuerpo ante estrés y la liberación de hormonas de estrés, como el cortisol. La exposición prolongada a un nivel alto de hormonas de estrés puede tener efectos perjudiciales para la salud física y mental, como el debilitamiento del sistema inmunitario, alteraciones del sueño y un mayor riesgo de tener ansiedad y depresión.

2. **Deterioro de la salud mental:** los pensamientos tóxicos pueden contribuir al desarrollo o a la exacerbación de afecciones de la salud mental, como ansiedad, depresión y trastorno obsesivocompulsivo (TOC). Los patrones de pensamientos negativos pueden distorsionar nuestra percepción de la realidad, reforzar creencias negativas sobre nosotros mismos y sobre el mundo y reducir nuestra capacidad de afrontar los desafíos con eficacia.

3. **Autoimagen negativa:** los pensamientos tóxicos suelen estar relacionados con la autocrítica, el autorreproche y un diálogo interior muy severo. Con el tiempo, esto puede dañar nuestra autoestima y crear una autoimagen negativa. Creer que los pensamientos negativos sobre nosotros mismos son la verdad puede afectar nuestra confianza, nuestra motivación y nuestro bienestar general.

4. **Relaciones tensas:** los pensamientos tóxicos pueden influir en cómo percibimos a las demás personas y cómo interactuamos con ellas. Los patrones de pensamiento negativos, como suponer constantemente que los demás tienen la peor intención o guardar rencor, pueden generar tensión en las relaciones e impedir una comunicación eficaz. Es difícil establecer una relación de confianza y crear vínculos significativos si nuestros pensamientos están teñidos de negatividad.

5. **Efectos sobre la salud física:** según las investigaciones, los pensamientos tóxicos y las emociones negativas crónicas

pueden tener consecuencias en la salud física. La exposición prolongada a patrones de pensamiento negativos se ha asociado a un mayor riesgo de problemas cardiovasculares, una función inmunitaria deficiente y un proceso de cicatrización más lento. Los pensamientos negativos también pueden afectar nuestro comportamiento y generar hábitos poco saludables, como la alimentación emocional, el abuso de sustancias o un estilo de vida sedentario.

6. **Menor capacidad de resolución de problemas:** los pensamientos tóxicos tienden a ser rígidos y a enfocarse en los problemas más que en las soluciones. Esto puede dificultar nuestra capacidad de pensar de forma creativa, adaptarnos a nuevas situaciones y encontrar formas constructivas de superar desafíos. Es difícil abordar problemas con una mente clara y abierta si nuestros pensamientos están teñidos de negatividad.

Es importante destacar que los pensamientos negativos ocasionales son una parte normal de la vida, pero que la persistencia y la intensidad de los pensamientos tóxicos puede ser perjudicial para nuestro bienestar. Desarrollar la conciencia de uno mismo, practicar la atención plena y cultivar patrones de pensamiento positivos puede ayudar a mitigar los efectos nocivos de los pensamientos tóxicos y puede promover una mentalidad más saludable.

Para entender mejor el efecto que las palabras negativas (ya sea sobre nosotros mismos o sobre otras personas) tienen sobre el cuerpo, le recomiendo que busque en Internet el experimento del arroz, del Dr. Emoto. Se sorprenderá al ver lo que les ocurre a los tarros de arroz cuando les dicen palabras negativas. El experimento se repitió una y otra vez, y se obtuvieron siempre los mismos resultados. El tarro de arroz que recibió comentarios negativos a diario se cubrió de moho y se pudrió, mientras que el tarro de arroz que recibió comentarios positivos se mantuvo sin cambios. El tarro de arroz que se descuidó por completo quedó en un punto intermedio, con un cierto grado de deterioro, pero lejos del punto de muerte que se observó en el tarro negativo.

Como podrá suponer, los pensamientos y las relaciones tóxicas pueden afectar la salud intestinal. Recuerde que los intestinos y el cerebro están interconectados a través del eje intestinocerebro, que permite la comunicación entre ambos. Esto significa que lo que ocurre en la mente puede influir en la salud de los intestinos, y viceversa.

"Esto significa que lo que ocurre en la mente puede influir en la salud de los intestinos, y viceversa."

Los pensamientos tóxicos y el estrés crónico pueden alterar el equilibrio de la microbiota intestinal. El estrés y las emociones negativas pueden desequilibrar la composición de la microbiota intestinal, lo que reduce la diversidad y la abundancia de bacterias beneficiosas y promueve el crecimiento de bacterias perjudiciales. Ese desequilibrio en la microbiota intestinal (disbiosis) puede generar problemas digestivos, como el síndrome de intestino irritable (SII), la enfermedad inflamatoria intestinal (EII) y síntomas gastrointestinales, como hinchazón, dolor abdominal y alteración de las deposiciones.

Por otro lado, el estrés crónico y las emociones negativas pueden afectar el movimiento y las contracciones del tubo gastrointestinal y generar síntomas, como diarrea, estreñimiento o una combinación de ambos. El estrés también puede aumentar la permeabilidad intestinal (intestino permeable). Como mencioné antes, esto puede permitir que las toxinas y las bacterias se filtren al flujo sanguíneo, lo que desencadena una respuesta inmunitaria y más inflamación.

Además, las relaciones interpersonales tóxicas, caracterizadas por negatividad, conflicto y falta de apoyo, pueden ayudar a generar estrés crónico y angustia emocional. Esas dinámicas en las relaciones perpetúan los ciclos de estrés y los pensamientos negativos, lo que puede afectar la salud intestinal, como comenté antes.

Cabe destacar que la conexión entre el intestino y el cerebro es compleja y, si bien los pensamientos y las relaciones tóxicas pueden afectar la salud intestinal, también es posible que los problemas de salud intestinal den lugar a trastornos del estado de ánimo y patrones de pensamiento negativos. Adoptar un enfoque holístico del bienestar que aborde tanto la salud mental como la salud intestinal es esencial para tener vitalidad y buena salud general.

CÓMO SANAR LOS INTESTINOS

Sobre todo, ¡prestando atención! Aunque parezca increíble, en muchos casos, el cuerpo nos comunica lo que ocurre en su interior, o al menos nos da pistas para que hagamos más preguntas. Con mucha frecuencia, no le prestamos atención a esas pistas o nos desconcertamos y nos convencemos de que todo está normal y que "lo debemos estar imaginando". Esto suele ocurrir después de que uno o varios proveedores de atención médica ordenaron una serie de pruebas y nos dijeron que no encontraron nada que funcione mal.

Si tiene hinchazón, eructos, gases o problemas digestivos, sobre todo después de las comidas, ¡el cuerpo está intentando decirle algo! A veces, quizá note que ciertos alimentos lo hacen sentir así y otros no. ¡Debemos prestar atención! Yo solía ignorar esas señales cuando era más joven y comía muy mal. Notaba que tenía un poco de hinchazón después de las comidas y que a veces tenía problemas digestivos, pero culpaba al estrés. Cuando con los años dejé de disfrutar cuando comía algunas de mis comidas favoritas, sobre todo comidas picantes, supe que algo no andaba bien. Si comía frutas frescas, vegetales y carnes magras, no tenía ningún problema. Pero cuando comía pan, pasta, totopos y comidas picantes, era un caos. Intuitivamente, dejé de comer los alimentos

"A veces, quizá note que ciertos alimentos lo hacen sentir así y otros no."

que me causaban problemas, pero seguía sin entender lo que pasaba hasta que asistí a una conferencia sobre salud integral de los intestinos. Con lo que aprendí, comencé mi propio camino para sanar mis intestinos, y ahora sé que si decido comer esos alimentos inflamatorios, sufriré las consecuencias. En especial, si los consumo en momentos de mucho estrés. ¡La combinación de la inflamación que causan las hormonas del estrés y los alimentos inflamatorios es demoledora!

Antes de hablar sobre cómo se puede reparar un intestino poco saludable, voy a contarle la historia de una de mis pacientes que recibe terapia hormonal desde hace años. Durante cuatro años, se quejaba de que aumentaba de peso cada vez más, tenía dolor de estómago, hinchazón y varios problemas digestivos y había empezado a tener dolor en las articulaciones y fatiga extrema. Estaba convencida de que estaba consumiendo las hormonas demasiado rápido y de que necesitaba una dosis más alta. Había consultado a su médico de cabecera, quien ordenó un examen y la derivó a un gastroenterólogo, quien también ordenó varias pruebas y finalmente le dijo que estaba todo normal. Había probado distintas dietas para bajar de peso, sin éxito. Estaba siempre hinchada, sentía dolor después de las comidas y seguía aumentando de peso. Le dije que creía que todos sus síntomas estaban relacionados con intestino permeable y que el dolor de estómago que sentía después de comer *no* era normal. La animé a hacerse análisis de sangre para evaluar intestino permeable, que permiten detectar anticuerpos que se producen cuando hay problemas de permeabilidad intestinal e incluye pruebas para detectar celiaquía e intolerancias a gluten. Dos semanas después, cuando revisé los resultados, no me sorprendió que tuviera intestino permeable y sensibilidad a gluten, pero sí que tuviera celiaquía.

La celiaquía es un trastorno autoinmune en el que el sistema inmunitario del organismo reacciona ante el gluten. Como probablemente sepa, el gluten es una proteína que está en el trigo, la cebada y el centeno. Cuando las personas con celiaquía consumen gluten, el sistema inmunitario ataca por error el revestimiento del intestino delgado y provoca inflamación y daño en las vellosidades intestinales, que son pequeñas proyecciones en forma de dedos que recubren el intestino delgado y absorben nutrientes de los alimentos. Con el tiempo, el daño en las vellosidades puede resultar en una absorción insuficiente de nutrientes importantes, como hierro, calcio y vitamina D, lo que puede originar diversos problemas de salud. Los síntomas de celiaquía pueden variar e incluir síntomas gastrointestinales, como dolor abdominal, gases y diarrea, y síntomas no gastrointestinales, como fatiga, anemia y dolor en las articulaciones, y mi paciente tenía todos esos síntomas.

Le dije que tenía que dejar de consumir gluten de inmediato, comenzar una dieta antiinflamatoria y empezar el proceso de curación del intestino permeable con ciertos suplementos y alimentos. Le llevó el análisis de sangre a su gastroenterólogo, quien enseguida le dijo: "No hay forma de diagnosticar la celiaquía mediante un análisis de sangre; la única forma es mediante una biopsia del intestino delgado". Y programó una cita para realizar el procedimiento al día siguiente. Una semana después, me envió un mensaje desde la cama del hospital y me contó que cuando el gastroenterólogo quiso tomar una biopsia del intestino delgado, le perforó el intestino porque estaba demasiado delgado e inflamado debido a la gravedad de su celiaquía. ¡Estuvo más de una semana en la unidad de cuidados intensivos! Estaba muy molesta porque el gastroenterólogo no había relacionado el análisis de laboratorio con los síntomas y no había obtenido el diagnóstico lógico, sino que su sesgo de confirmación interfirió en el diagnóstico, lo que a ella casi le costó la vida.

Para esta paciente, como para muchos otros pacientes, los indicios de alergia y sensibilidad a gluten aparecieron mucho antes de que se originara la celiaquía, pero, lamentablemente, los proveedores de atención médica suelen ignorar muchas de esas señales de advertencia hasta que es demasiado tarde. Historias como esta, con resultados menos dramáticos que los de mi paciente, no son poco frecuentes. Lo que resulta obvio para los que sabemos sobre el intestino, que tener una buena salud intestinal es esencial y cómo pueden manifestarse los intestinos que no están sanos, no es reconocido o directamente es ignorado con demasiada frecuencia por muchos médicos de medicina occidental. Una vez más, en general no es culpa de los profesionales médicos, sino de la capacitación que recibieron. ¡Mi capacitación tampoco me preparó para eso! En mi capacitación clínica básica, nunca me enseñaron sobre microbioma intestinal ni sobre intestino permeable. Por eso, es un aspecto fundamental del plan de capacitación que ofrecemos. No podemos revisar únicamente los análisis de laboratorio y cubrir las deficiencias, sino que tenemos que limpiar los intestinos para tener una salud excelente y para optimizar las hormonas.

¡Adiós, disbiosis! ¡Hola, eubiosis!

¡Qué palabra rara! Pero es importante que entendamos su significado porque es lo que todos deberíamos intentar lograr para tener salud intestinal. *Eubiosis* se refiere a un estado de comunidades microbianas equilibradas y saludables. Si hay eubiosis, la diversidad y la composición de la microbiota intestinal están en un estado que favorece la buena salud y el buen funcionamiento de los intestinos y del organismo en general. La eubiosis se caracteriza por la presencia de una gran variedad de bacterias beneficiosas que trabajan juntas para favorecer la digestión, la absorción de nutrientes, la función inmunitaria y la salud general. En el estado de eubiosis, esas bacterias beneficiosas pueden prevenir el crecimiento y la proliferación de bacterias nocivas y otros microorganismos que pueden causar disbiosis intestinal y diversos problemas de salud.

Los factores que contribuyen a la eubiosis incluyen una dieta rica en fibra y nutrientes, ejercicio regular, sueño adecuado y manejo del estrés. Por otro lado, factores como una dieta rica en alimentos procesados y azúcares agregados, la falta de actividad física, un sueño inadecuado, el estrés crónico y ciertos medicamentos, como los que mencioné antes, pueden alterar el microbioma intestinal y contribuir a la disbiosis. ¡Nadie quiere eso! Todos queremos el famoso dicho: "Conservar la torta y comerla también" (en este caso, literalmente). Pero, eso tiene su precio.

En general, la eubiosis es un estado importante para mantener la salud y el bienestar, sobre todo en los intestinos y el sistema inmunitario, y es un objetivo clave de muchas intervenciones para mejorar la salud intestinal. Según algunos estudios, las intervenciones alimentarias, como un mayor consumo de fibra y otros alimentos de origen vegetal y el uso de suplementos probióticos y prebióticos, pueden mejorar la diversidad y la abundancia de las bacterias intestinales beneficiosas y reducir el riesgo de tener enfermedades inflamatorias. Evitar consumir alimentos inflamatorios, en particular los alimentos procesados y el azúcar, que son los alimentos más inflamatorios que se consumen, junto con el gluten en muchos casos, puede ser el primer paso para curar un intestino permeable.

RESUMEN: ESTRATEGIAS PARA PROMOVER LA EUBIOSIS:

1. **Dieta:** una dieta sana es el factor más importante para promover un microbioma intestinal diverso y equilibrado. Según algunos estudios, con la dieta mediterránea se obtienen los mejores resultados de salud en comparación con otras dietas.

2. Comer una variedad de frutas y vegetales ricos en fibra, cereales integrales, proteínas magras y grasas saludables puede ayudar a nutrir a las bacterias intestinales beneficiosas. Es esencial limitar o eliminar el consumo de alimentos procesados, azúcares procesados y grasas poco saludables (como los aceites de semillas), que favorecen el crecimiento de bacterias intestinales dañinas y aumentan los problemas de permeabilidad intestinal.

3. **Probióticos y prebióticos:** los probióticos son bacterias beneficiosas que se pueden tomar como suplementos o incorporar mediante alimentos fermentados, como el yogur, el kéfir y el kimchi. Los prebióticos son tipos de fibra que nutren y favorecen el crecimiento de bacterias intestinales beneficiosas. Tanto los probióticos como los prebióticos ayudan a restablecer un microbioma intestinal saludable.

4. **Disminución del estrés:** las actividades que contribuyen a reducir el estrés, como la meditación, el yoga y el ejercicio, ayudan a promover un microbioma intestinal saludable y a curar un intestino permeable.

5. **Otros factores del estilo de vida:** dormir lo suficiente, hacer ejercicio con frecuencia, no fumar y evitar el consumo excesivo de bebidas alcohólicas puede contribuir a tener un microbioma intestinal saludable.

ESTRATEGIAS PARA CURAR UN INTESTINO PERMEABLE

Volvamos a hablar de la joven mujer que les comenté al principio de este capítulo. Aunque intentó reparar sus intestinos adoptando mejores hábitos alimentarios, seguía teniendo problemas. Eso se debe a que su intestino permeable permitía que las proteínas de los alimentos saludables se "filtraran" al flujo sanguíneo y el proceso inflamatorio continuara. Hizo cambios positivos al modificar su dieta, pero le seguía faltando todo lo que necesitaba para curar y reparar las uniones intercelulares herméticas de la mucosa (el revestimiento) intestinal. Reparar un intestino permeable es simple, pero no siempre es fácil, y lleva tiempo. En general, las personas se impacientan porque los intestinos tardan mucho en curarse, pero debemos recordar que un intestino permeable suele ser un proceso que ocurre lenta y silenciosamente a lo largo de varios años de malos hábitos alimenticios y estrés crónico. A menos que esté relacionado con una lesión cerebral traumática, que, como dije antes, puede contribuir a generar intestino permeable en 20 minutos, un intestino permeable simplemente no ocurre de un día para el otro.

Una vez que empiezan a repararse las uniones permeables de la pared intestinal, pueden pasar hasta 12 semanas hasta que la persona puede reincorporar en la dieta ciertos alimentos que causaban problemas. Es importante entender que, a medida que comenzamos a curarnos y a eliminar de nuestra dieta los alimentos perjudiciales, si volvemos a comerlos antes de que el intestino esté completamente curado, ¡podemos tener una respuesta masiva de histamina, y el malestar puede ser diez veces peor que antes!

PASOS PARA CURAR UN INTESTINO PERMEABLE:

Paso 1: Eliminar de la dieta los alimentos inflamatorios

Ya los mencioné antes. La tarea puede ser desalentadora, pero si empieza simplemente eliminando cualquier cosa que se compra envasada, estará en el camino correcto para restaurar las uniones intercelulares herméticas de los intestinos. Si algo no se puede recolectar, arrancar o cazar, no debería comerlo. En otras palabras, si no viene de un árbol, del suelo, de la tierra o del mar (carne, pescado o aves de corral), probablemente no debería comerlo. Un paciente me preguntó si "recolectar" incluía la bolsa de patatas fritas de la despensa… ¡Claro que no! Él sabía que me refería a cualquier cosa que se pueda recolectar de un árbol, como fruta fresca.

Otras cosas que pueden ser inflamatorias hasta que el intestino se cure son algunos productos lácteos que contienen caseína. Si va a consumir productos lácteos y no quiere renunciar a comer queso, asegúrese de consumir quesos europeos o mantequillas elaboradas con leche de vacas europeas, ya que no contienen algunas de las proteínas inflamatorias (como caseína), como ocurre con las vacas lecheras estadounidenses. Otros alimentos que pueden ser inflamatorios para un intestino permeable, hasta que sane, son los vegetales de plantas solanáceas, como pimiento, berenjena, tomate y muchos otros vegetales muy apreciados. No es que estos alimentos no sean saludables en sí mismos, pero si tiene un intestino permeable, esta clase de alimentos puede exacerbar la inflamación y hacer que sea más difícil, o incluso imposible, que se cure. Además, cuando las proteínas de estos alimentos lleguen al flujo sanguíneo, el organismo creará anticuerpos contra esas proteínas y las identificará como extrañas, y cada vez que las consuma, si los intestinos todavía no sanaron, tendrá una respuesta inmunitaria mayor.

Otras cosas que pueden ser muy inflamatorias e impedir que los intestinos sanen es el consumo prolongado de alcohol, en particular vinos muy procesados con azúcares y no orgánicos. Me tomaré un momento para hablar sobre los alimentos orgánicos, pero en general, el vino no se considera un problema. El vino tinto hace bien, ¿verdad? El resveratrol es uno de los muchos beneficios que tiene el vino para la salud, pero muchas bodegas estadounidenses usan pesticidas en los viñedos y aceleran el proceso de fermentación agregando azúcar, y ambos crean un producto muy inflamatorio. Si disfruta del vino como yo, le recomiendo que se limite a tomar vinos orgánicos o europeos, ya que son naturalmente orgánicos (¡está prohibido usar pesticidas!), son más secos y se los conoce como "vinos biológicos", lo que significa que los vinos se hacen como antes, sin prisa y sin agregar ni usar productos químicos para acelerar el proceso o aumentar el rendimiento de la cosecha. Muchas bodegas en California volvieron a adoptar los procesos tradicionales de elaboración de vino e intentan eliminar los pesticidas y otros productos químicos del proceso de cultivo de la uva.

Los alimentos y los vinos ecológicos se prefieren mucho más porque no han sido rociados intencionadamente con pesticidas, como el glifosato. El glifosato es un producto químico y se sabe que es una causa directa de intestino permeable. Probablemente, lo conozca como el pesticida en aerosol con el nombre comercial Roundup. Usar glifosato está prohibido en muchos países, al igual que los alimentos transgénicos, debido a los efectos nocivos que se sabe que tienen sobre la salud humana y la salud animal. Lamentablemente, no ocurre lo mismo en Estados Unidos, donde todavía se usa ampliamente en las industrias agrícolas comerciales. En el próximo capítulo, hablaremos más sobre los alimentos que se cultivan o se crían a nivel comercial.

Por último, no debemos descartar el rol inflamatorio que tiene el estrés crónico en nuestra vida. Sé que hay muchos factores estresantes que no podemos evitar, como el estrés laboral y el estrés general de la vida cotidiana, pero hay cosas que sí podemos hacer para mitigar el estrés de la vida. Primero, ¡deje el teléfono, cierre la computadora y apague todos los dispositivos electrónicos! La luz constante de los dispositivos electrónicos y el estrés que provocan en el cerebro los estímulos sensoriales continuos, las malas noticias y la información negativa en las redes sociales y en los medios de comunicación mantienen alto el nivel de cortisol. El cortisol es un factor clave en la inflamación y la salud intestinal.

Hacer ejercicio, meditar y hacer cosas que nos hagan sentir en paz, como participar en prácticas espirituales, rezar, pasar tiempo con amigos positivos e inspiradores, dar un paseo a la tarde, respirar profundamente, hacer yoga, cualquier cosa que nos transmita calma, ¡es bueno hacerlo, y con frecuencia!

Para esto, quizá deba apartar de su vida a personas tóxicas y estresantes. Usted sabe quiénes son. *Apártelos* o *apártese* de ellos todo lo que pueda.

Tuve una paciente que no entendía por qué siempre le dolía el estómago y se hinchaba después de comer. Tenía una vida con mucho estrés, ya que era madre soltera, trabajaba e intentaba llegar a fin de mes después de salir de un matrimonio muy tóxico y violento. Había hecho todo lo que sabía para adoptar un estilo de vida saludable. Además de apartar de su vida a las personas tóxicas y maltratadoras, eliminó todos los alimentos procesados y adoptó un estilo de vida más saludable haciendo ejercicio y consumiendo más frutas y vegetales frescos. Cuando le pregunté sobre los alimentos que consumía a diario, la mayor infracción en su dieta en ese momento eran los tomates maduros deliciosos que cultivaba en su jardín y que incluía en todas las comidas. La entristeció mucho enterarse de que, hasta que el intestino permeable no se resolviera, tenía que dejar de comer tomate, pero cuando lo hizo, desaparecieron los dolores, la hinchazón y los gases. Comenzó a hacer todo lo necesario para sanar el intestino permeable y, al año siguiente, cuando los tomates volvieron a estar en temporada, se alegró de poder volver a comer sus preciados tomates sin ningún problema.

Paso 2: Reparar el intestino permeable con alimentos curativos y nutrientes clave que ayudan a cerrar las uniones permeables

1. **Alimentos fermentados:** como el kimchi, el chucrut, el kéfir y el yogur, contienen bacterias probióticas beneficiosas que ayudan a mejorar la salud intestinal.

2. **Caldo de huesos:** es rico en colágeno, que es un tipo de proteína que ayuda a reparar y fortalecer la mucosa intestinal.

3. **Vegetales sin almidón:** como el brócoli, la coliflor, la col rizada y la espinaca, son ricos en fibra y nutrientes que ayudan a mantener las bacterias intestinales buenas y reducen la inflamación.

4. **Grasas saludables:** como las que contienen el aguacate, los frutos secos, las semillas y los pescados grasos, como el salmón, ayudan a reducir la inflamación y conservan la salud intestinal.

5. **Prebióticos:** los alimentos prebióticos, como el ajo, la cebolla y los espárragos, contienen fibra que ayuda a nutrir a las bacterias intestinales beneficiosas. La fibra natural también es prebiótica.

6. **Probióticos:** los probióticos son bacterias beneficiosas que ayudan a mejorar la salud intestinal y a reducir la inflamación. Tomar un suplemento probiótico de buena calidad puede ser beneficioso para las personas que tienen intestino permeable.

7. **Glutamina:** es un aminoácido esencial para mantener la integridad del revestimiento intestinal. Los suplementos con glutamina ayudan a reducir la inflamación y facilitan la cicatrización intestinal. Para curar un intestino permeable, son necesarios al menos 5 g (5,000 mg) de glutamina por día.

8. **Zinc:** es un mineral necesario para la función inmunitaria y la salud intestinal. Los suplementos con zinc pueden ayudar a reducir la inflamación y mejorar la permeabilidad intestinal.

9. **Uña de gato:** es una planta que tiene varias propiedades beneficiosas, como antioxidantes, antiinflamatorias y antimicrobianas, y también protege la barrera intestinal y favorece la producción de mucosidad, lo que disminuye la permeabilidad del intestino.

10. **Vitamina D:** es un nutriente importante para la función inmunitaria y la salud intestinal. Los suplementos con vitamina D pueden ser beneficiosos para las personas con intestino permeable.

11. **Ácidos grasos omega3:** son grasas saludables que tienen propiedades antiinflamatorias. Los suplementos con omega3 pueden ayudar a reducir la inflamación y promover la salud intestinal.

Como dije, los pasos son sencillos, pero puede no ser fácil hacerlos, en especial el apartar de nuestra vida a las personas tóxicas. Sin embargo, cuando comience a sanar, se dará cuenta de que si permite que esos alimentos, hábitos y personas tóxicas vuelvan a su vida, aunque sea solo por un día, el proceso puede retroceder rápidamente. Algunas personas dicen que la alimentación saludable y orgánica es más costosa. Analicemos esto. Si se suman los gastos de manejar enfermedades crónicas, como cáncer, enfermedades cardíacas, diabetes o dolor crónico, además de la pérdida de ingresos ocasionada por no poder trabajar, los gastos relacionados con un estilo de vida poco saludable son mucho mayores que para comprar y preparar carnes, frutas y vegetales orgánicos frescos. El tiempo y otros recursos para cuidar de su cuerpo de esta forma le brindarán beneficios a largo plazo.

CAPÍTULO 10

LA NUTRICIÓN Y LA SALUD HORMONAL

En el siglo XXI, *la industria alimentaria se apropió de nuestras papilas gustativas, nuestra química cerebral, nuestra bioquímica, nuestras hormonas y nuestras cocinas.*
Mark Hyman, MD

"Que el alimento sea su medicina y su medicina sea su alimento".
Hipócrates

Muchos se preguntan si vale la pena consumir carne, aves de corral y huevos orgánicos de animales alimentados a pasto en vez de animales criados comercialmente e invertir en carne de res de animales criados y terminados a pasto en vez de carne de preparación comercial. Yo diría que sí, absolutamente. Según investigaciones, alimentar animales con una dieta de maíz transgénico (organismos genéticamente modificados, OMG) y otros cereales, el estrés por estar en espacios hacinados y confinados y el uso de antibióticos y hormonas, generan hormonas inflamatorias en los animales. Cuando los animales se preparan para el consumo, esas hormonas inflamatorias se transmiten a quienes los comen. Los animales en estado salvaje no comen maíz ni cereales, sino que se mueven libremente y no están hacinados en corrales o establos.

Las vacas comen pasto y las gallinas comen insectos. Alimentar a estos animales con cualquier cosa que no sea natural y criarlos en cualquier lugar distinto de su hábitat natural tendrá efectos desastrosos sobre la salud, no solo de los animales, sino también de quienes los consumen.

El suministro de alimentos en Estados Unidos está en situación de crisis de minerales y nutrientes. Varios factores pueden contribuir a una posible disminución del contenido de nutrientes en los alimentos, incluidos los siguientes:

1. **Agotamiento de la tierra:** la explotación excesiva de los campos y el uso de fertilizantes y pesticidas químicos pueden provocar agotamiento del suelo y reducir el contenido de nutrientes de los cultivos que crecen en ese suelo.

2. **Prácticas de cultivo modernas:** muchas prácticas agrícolas modernas, como el monocultivo (el cultivo de una sola planta en una zona), el uso de cultivos genéticamente modificados y el uso de fertilizantes y pesticidas químicos,

con el tiempo pueden causar una disminución del contenido de nutrientes en los cultivos.

3. **Procesamiento de alimentos:** muchos alimentos procesados o envasados pueden perder nutrientes en el procesamiento debido a la exposición al calor, a la luz o al aire.

4. **Tiempos de transporte prolongados:** muchas frutas y vegetales son transportados largas distancias antes de llegar al consumidor, lo que puede dar lugar a una pérdida de nutrientes y sabor.

5. Formas de cultivo para obtener mayor rendimiento y mejor aspecto: los cultivos se suelen seleccionar para obtener el máximo rendimiento y el mejor aspecto, lo que puede resultar en un menor contenido de nutrientes y sabor.

En general, el contenido de nutrientes de los alimentos cultivados en Estados Unidos varía según prácticas agrícolas específicas, el tipo de cultivo y los métodos de procesamiento y transporte. Sin embargo, según investigaciones, el contenido de nutrientes de los cultivos, en algunos casos, ha disminuido con el tiempo debido a estos factores. *La cría masiva de ganado en Estados Unidos ha afectado de diversas maneras la calidad y el contenido de nutrientes de las carnes procesadas en el país.* Estos son algunos de los motivos:

1. **Alimentación de los animales:** muchos animales son alimentados a base de cereales, lo que puede originar un producto cárnico menos nutritivo que los de animales con una alimentación más natural de pasto o forraje.

2. **Uso de antibióticos y hormonas de crecimiento:** muchos animales reciben antibióticos y hormonas de crecimiento para favorecer su crecimiento y prevenir enfermedades, lo que puede afectar la calidad y el contenido de nutrientes de la carne.

3. **Condiciones de crianza estresantes:** las condiciones de hacinamiento de muchos animales en explotaciones ganaderas aumentan el estrés de los animales, lo que puede afectar la calidad de la carne.

4. **Métodos de procesamiento:** el procesamiento de la carne en instalaciones de gran escala puede disminuir el contenido de nutrientes debido a la exposición al calor o a otros métodos de procesamiento.

5. **Aditivos y conservantes:** muchas carnes procesadas contienen aditivos y conservantes, que pueden afectar el contenido de nutrientes de la carne.

Como mencioné antes, es importante consumir carne de animales criados y terminados a pasto y también carne de pollo y huevos de aves criadas en corral que también se alimentan en base a pasto. Asegúrese de buscar carne de animales criados y terminados a pasto. Algunos productores comercializan carne como "de animales criados a pasto", pero esto suele significar que los animales se alimentaron con pasto un tiempo y después se engordaron con maíz y cereales antes de ir al matadero.

Los pescados de criadero también puede ser un problema para la salud. Los pescados de criadero son una opción que puede ser poco saludable debido a varios factores, como los siguientes:

1. **Contaminantes:** algunos pescados de criadero pueden tener un nivel alto de contaminantes, como mercurio, bifenilos policlorados (BPC) y dioxinas, que tienen efectos negativos sobre la salud.

2. **Antibióticos y otros productos químicos:** como ocurre en otras formas de cría de animales, los peces de criadero pueden estar tratados con antibióticos y otras sustancias químicas para prevenir enfermedades, lo que contribuye a la resistencia a antibióticos y tiene efectos negativos sobre la salud de los consumidores.

3. **Deficiencias nutricionales:** algunos pescados de criadero tienen un nivel más bajo de ácidos grasos omega3, que son beneficiosos para la salud del corazón y la función cerebral, en comparación con los pescados silvestres.

4. **Impacto ambiental:** los peces de criadero pueden tener consecuencias negativas para el medioambiente, como contaminación del agua y propagación de enfermedades a poblaciones de peces silvestres.

5. **Calidad de la alimentación de los animales:** la calidad del alimento suministrado a los peces de criadero varía y, en algunos casos, no aporta el mismo valor nutricional que las dietas naturales de los peces silvestres.

Muchos pacientes me han preguntado por qué cuando viajan a países europeos y comen pasta o pan no se sienten mal ni hinchados. Me pasó lo mismo cuando tuve la suerte de viajar a Europa hace unos años. En Italia, me di cuenta de que comer pasta y pan no me hacía mal como cuando los comía en Estados Unidos. Cuando viajamos a Francia, no podía creer que las frutas tuvieran sabor a fruta de verdad. Los tomates estaban maduros y jugosos, ¡y tenían gusto a tomate! No había probado fruta y alimentos tan frescos y sabrosos desde que era niña. Además, ¡dormía muy bien! Incluso al adoptar el estilo de vida europeo de beber vino y cenar tarde, dormía bien. Si cenara y bebiera vino nacional a las nueve de la noche en mi país, pasaría la noche despierta y con dolor de estómago e inflamación.

¿Por qué? Porque en la mayoría de los países europeos, como Francia e Italia, está prohibido rociar los cultivos con glifosato u otros pesticidas, ya que casi todo es orgánico. Además, no practican agricultura extensiva. También se cultiva en temporada, en pequeñas granjas locales en vez de los cultivos extensivos que se usan en Estados Unidos. Cuando compra productos en los mercados agrícolas locales, en general encuentra los productos más frescos disponibles porque se cosecharon maduros para la venta inmediata. En la mayoría de las tiendas de comestibles de Francia e Italia, se venden productos de agricultores locales. En general, cuidan la tierra adecuadamente para mantener los nutrientes y obtener las mejores cosechas.

Es muy importante que los alimentos brinden la mejor nutrición posible a las personas, para lograr resultados óptimos en relación con la salud o, al menos, los mejores resultados posibles. Los disruptores endocrinos que derivan de las técnicas de cultivo que mencioné antes pueden ser un gran problema.

¿Recuerda los disruptores endocrinos que mencioné en capítulos anteriores, esas sustancias químicas astutas que entran al organismo y generan caos en los sistemas hormonales? Muchos de ellos (algunos ya los mencioné) son más fáciles de evitar.

Estas son algunas formas clave de evitar los disruptores endocrinos:

1. **Elija alimentos orgánicos:** los alimentos orgánicos se cultivan sin usar pesticidas ni fertilizantes sintéticos, que pueden contener sustancias químicas que afectan el sistema endocrino.

2. **Use productos naturales para el cuidado personal:** muchos productos para el cuidado personal, como lociones, champús y cosméticos, contienen sustancias químicas que pueden alterar las hormonas. Busque productos sin parabenos, ftalatos ni fragancias sintéticas.

3. **Evite los envases de plástico:** muchos plásticos contienen sustancias químicas, como bisfenol A (BPA) y ftalatos, que modifican el sistema endocrino. Siempre que sea posible, use

recipientes de vidrio o de acero inoxidable para conservar alimentos y bebidas. ¡En especial, las botellas de agua!

4. **Filtre el agua:** el agua potable puede contener sustancias químicas que afectan el sistema endocrino, como atrazina y perclorato. Los haluros también son potencialmente peligrosos. En el agua potable, hay cloruros, bromuros e incluso fluoruros. Para eliminar esos contaminantes, use un filtro de agua certificado.

5. **Evite los alimentos enlatados:** muchos alimentos enlatados tienen una capa de BPA que puede filtrarse en los alimentos. En cambio, consuma frutas y vegetales frescos o congelados.

6. **Use productos de limpieza naturales:** muchos productos de limpieza contienen sustancias químicas que pueden alterar las hormonas. Busque alternativas naturales, como vinagre, bicarbonato de sodio y aceites esenciales.

7. **Use productos sin fragancia:** las fragancias sintéticas pueden contener sustancias químicas que alteran el sistema endocrino. Si es posible, use productos sin fragancia.

8. **Disminuya la exposición a pesticidas:** los pesticidas pueden contener sustancias químicas que afectan el sistema endocrino. Elija productos orgánicos siempre que sea posible o lave bien las frutas y los vegetales antes de comerlos.

9. **Sea consciente de la exposición en el lugar de trabajo:** en algunos trabajos, como los relacionados con la agricultura, la fabricación de productos y la atención médica, podría exponerse a sustancias químicas que afectan el sistema endocrino.

Recuerde que es imposible evitar totalmente la exposición a disruptores endocrinos, pero al ser conscientes de los productos que usamos y los alimentos que consumimos, podemos reducir la exposición y ayudar a tener un medioambiente más saludable.

Por último, quiero hablar sobre los efectos nocivos de los aceites de semillas. Los aceites de semillas, como los de soja, canola, maíz y girasol (por nombrar algunos), conocidos disruptores endocrinos, se suelen usar en alimentos procesados y al cocinar, pero pueden ser perjudiciales para la salud humana si se consumen en exceso (por ejemplo, en alimentos envasados, aderezos para ensaladas, comidas rápidas, etc.) o como fuente principal de grasa. En vez de cocinar con aceites de semillas, use grasa animal, aceite de oliva, aceite de aguacate o mantequilla clarificada.

Estos son algunos motivos por los que los aceites de semillas pueden ser dañinos para la salud humana:

1. **Desequilibrio entre omega6 y omega3:** los aceites de semillas tienen un alto contenido de ácidos grasos omega6, que pueden aumentar la inflamación en el organismo si se consumen en exceso, en particular cuando hay un desequilibrio en relación con los ácidos grasos omega3. Las

dietas con alto contenido de ácidos grasos omega6 y bajo contenido de ácidos grasos omega3 se han asociado a un mayor riesgo de enfermedades crónicas, como enfermedades cardíacas, cáncer y diabetes.

2. **Oxidación y formación de compuestos nocivos:** los aceites de semillas tienen un alto contenido de grasas poliinsaturadas, más propensas a la oxidación que las grasas saturadas o monoinsaturadas. La oxidación puede dar lugar a la formación de compuestos nocivos, como radicales libres y productos finales de glicación avanzada (AGE), que aumentan la inflamación y tienen otros efectos negativos sobre la salud.

3. **Procesamiento y refinado:** muchos aceites de semillas son altamente procesados y refinados, lo que puede reducir la cantidad de nutrientes importantes y formar compuestos nocivos, como las grasas trans.

4. **Contaminantes potenciales:** algunos aceites de semillas pueden contener trazas (cantidades muy pequeñas) de pesticidas, solventes u otros contaminantes, que son perjudiciales para la salud humana si se consumen en exceso.

PRODUCTOS NUTRACÉUTICOS

Un día, una paciente me preguntó si podía atender a su hijo de 18 años. Estaba preocupada, porque en los últimos tres años a él le habían recetado medicamentos para el trastorno por déficit de atención (TDA), porque tenía problemas de concentración, y también un antidepresivo, y a veces necesitaba un medicamento para la ansiedad. Al leer información en mi consultorio sobre la disminución de la testosterona en hombres, se dio cuenta de que su hijo tenía casi todos los síntomas. Entonces, programamos una consulta. Antes de entrar al consultorio, revisé sus análisis de laboratorio, y me sorprendió ver que su nivel de testosterona era mayor de 900. También tenía un nivel bajo de vitamina D, vitamina B12 y yodo.

Lamentablemente, en Texas hay muchos casos de abuso de esteroides en jugadores de fútbol de escuela secundaria que quieren desarrollar los músculos. Con frecuencia, sus propios padres los ayudan a buscar esos medicamentos en Internet. Lo que no consideran (y he visto esto con mucha frecuencia) es que el uso de esteroides anabólicos puede interrumpir de forma permanente la producción de testosterona, lo que provoca infertilidad y todos los otros síntomas de deficiencia de testosterona que afectan la calidad de vida. Según la descripción que hizo la madre de los problemas del hijo, esperaba encontrarme con un jugador de fútbol musculoso, pero me sorprendí al ver a un adolescente alto, flaco y normal. Después de ordenar un examen y revisar su historial médico y sus hábitos de alimentación (que eran terribles, como se imaginará), abordé sus deficiencias nutricionales, le expliqué sobre la alimentación y le receté vitamina D3, un complejo vitamínico B y yodo.

Dos meses después, cuando volví a ver a la madre para su tratamiento hormonal, me dijo: "Quiero agradecerle porque le salvó la vida a mi hijo! Cuando era niño, no lograba darle ni una vitamina masticable, ¡y ahora me llama desde la universidad para pedirme que le envíe más suplementos! Y dejó de tomar los otros medicamentos". Él tenía combustible en el tanque, pero le faltaba el apoyo nutricional para que ese combustible llegara al motor y cumpliera su función.

Además de los suplementos clave para tener un intestino más saludable (que mencioné en el capítulo anterior), hay otros productos nutracéuticos importantes que tienen un rol activo en la optimización de los niveles hormonales y de la actividad de los receptores hormonales. Un producto nutracéutico es un tipo de suplemento alimentario o alimento funcional que contiene compuestos bioactivos (es decir, que influyen en el organismo o en las células) de origen natural, como plantas, hierbas y alimentos. Tienen distintas formas farmacéuticas, como vitaminas, minerales, antioxidantes, prebióticos, probióticos, extractos de hierbas y otros compuestos naturales. Se cree que muchos de ellos tienen propiedades beneficiosas para la salud y que se pueden usar para favorecer el estado de salud general, prevenir enfermedades crónicas y mejorar

"En un estudio, se observó que hasta el 70 % de los suplementos nutricionales que se comercializan en EE. UU. no contiene los componentes que se indican en la etiqueta o contiene algún tipo de contaminante perjudicial."

ciertos problemas de salud. Los productos nutracéuticos no están regulados por la FDA (como los medicamentos recetados), y su eficacia y seguridad pueden variar según cada producto específico y su origen. De hecho, en un estudio, se observó que hasta el 70 % de los suplementos nutricionales que se comercializan en EE. UU. no contiene los componentes que se indican en la etiqueta o contiene algún tipo de contaminante perjudicial. Por eso, es muy importante comprar productos nutracéuticos de calidad farmacéutica.

Antes de hablar en detalle de algunos productos nutracéuticos clave como apoyo de la terapia hormonal, quiero contarle la historia de una paciente que desde hace años recibe terapia hormonal con pellets. En una consulta para la siguiente inserción de pellets hormonales, cuando le pregunté cómo estaba, me dijo: "Creo que estos pellets hormonales ya no están funcionando". Le pregunté a qué se refería, y me dijo que simplemente no sentía lo mismo que cuando comenzó y que no sabía por qué. Le pregunté si seguía tomando los suplementos que le había recetado cuando comencé a atenderla. Me respondió que no, porque se había cansado de tomarlos. Como sé lo importante que es la vitamina D3 para la actividad de los receptores hormonales y para otras acciones de las hormonas en el cuerpo, le dije: "Hagamos un trato. Comience a tomar al menos la vitamina D hasta nuestra próxima consulta en cuatro meses, y si no nota una mejora significativa, le daré un reembolso". Me miró muy sorprendida y aceptó. Cuatro meses después, al inicio de la consulta, me dijo: "Casi no quiero decirle la verdad porque me encantaría que me diera un reembolso, pero nunca volveré a dejar de tomar vitamina D. No puedo creer lo bien que me siento desde que la tomo".

¿Recuerda mi analogía sobre el combustible que está en el tanque pero no llega al motor para cumplir su función? Estas historias son excelentes ejemplos. Tanto el joven de 18 años como esta paciente tenían hormonas, es decir, tenían combustible en circulación en el cuerpo, pero debido a deficiencias nutricionales, no podían transferir el "combustible" hormonal a las células para cumplir su función.

De la misma manera, muchos otros nutrientes ayudan a que el cuerpo funcione con eficacia. Por ejemplo, es necesario que tengamos un nivel de ferritina mayor de 70 para que la hormona tiroidea T4 se convierta en hormona tiroidea T3 activa. El selenio, como el zinc, también tiene un rol en la función tiroidea. Lamentablemente, la mayoría de las personas en este país tiene muchas deficiencias nutricionales debido a SAD (la dieta estadounidense estándar) y a la calidad de nuestros productos agrícolas.

VITAMINA D

La vitamina D, también conocida como "la vitamina del sol", es una vitamina liposoluble que es fundamental para la salud general. Tiene una función clave en la absorción de calcio y fósforo, que son importantes para el desarrollo y el mantenimiento de huesos y dientes fuertes. La vitamina D también ayuda a regular el sistema inmunitario, favorece la salud cardiovascular y tiene un rol en la prevención de ciertos tipos de cáncer.

La principal fuente de vitamina D es la exposición a la luz solar, que hace que la piel produzca vitamina D3. Además, se puede obtener de la alimentación, por ejemplo, pescados grasos (silvestres), como salmón, atún y caballa, productos lácteos fortificados y suplementos alimentarios. La deficiencia de vitamina D es un problema frecuente, en especial para quienes viven en zonas con una exposición limitada a la luz solar, usan ropa que cubre la mayor parte de la piel, son de etnias de piel oscura o consumen una cantidad insuficiente de alimentos con alto contenido de vitamina D. Las etnias de piel oscura tienen una protección solar incorporada naturalmente debido a una mayor cantidad de melanocitos, las células que producen el pigmento más oscuro de la piel. Pero, en relación con la absorción de vitamina D3, estas pieles bloquean este nutriente esencial. Una deficiencia de vitamina D puede causar diversos problemas de salud, como osteoporosis, y un riesgo más alto de caídas, fracturas y también de infecciones y trastornos autoinmunitarios, como la esclerosis múltiple.

En algunos estudios, se encontró que la deficiencia de vitamina D también podría estar asociada a un mayor riesgo de ciertos tipos de cáncer, incluidos el cáncer de colon, el cáncer de mama y el cáncer de próstata. Además, un nivel bajo de vitamina D se ha asociado a un riesgo más alto de tener enfermedades cardiovasculares, como hipertensión y enfermedades cardíacas.

Para asegurarnos de tener un nivel adecuado de vitamina D, se recomienda que los adultos tomen al menos 5,000 UI (unidades internacionales) al día, y que los niños tomen 2,000 UI al día. Sin embargo, algunas personas podrían necesitar una dosis más alta para mantener un nivel óptimo (mayor de 60). Si una persona no puede obtener suficiente vitamina D de la alimentación o la exposición al sol, puede ser útil tomar suplementos. Debemos prestar especial atención a los niños, porque pasan mucho tiempo en la casa y cuando están al aire libre, si tienen la piel clara, les ponemos protector solar, lo que bloquea gran parte de la absorción de la vitamina D del sol.

Por supuesto, la mejor forma de obtener vitamina D3 es mediante la exposición al sol sin protección solar. ¡Solo 20 minutos al sol entre el mediodía y las dos de la tarde es suficiente para absorber hasta 20,000 UI de vitamina D3!

LA VITAMINA D Y LAS HORMONAS

La vitamina D tiene un rol esencial en la regulación de las hormonas en el cuerpo. Interactúa con las células del sistema endocrino, que incluye las glándulas productoras de hormonas, como las glándulas tiroides, paratiroides y suprarrenales y, como mencioné antes, activa muchos receptores hormonales.

"La vitamina D tiene un rol esencial en la regulación de las hormonas en el cuerpo."

Una de las principales funciones de la vitamina D en el sistema endocrino es la regulación de la producción de la hormona paratiroidea (PTH). Las glándulas paratiroides producen PTH, que ayuda a regular el nivel de calcio y fósforo en la sangre. Cuando disminuye el nivel de calcio en la sangre, se libera PTH, que contribuye a aumentar ese nivel al liberar calcio de los huesos y aumentar su absorción en los intestinos. La vitamina D ayuda a regular la producción de PTH aumentando la absorción de calcio en los intestinos, lo que reduce la necesidad de liberación de PTH.

Además de regular PTH, la vitamina D participa en la regulación de la producción de otras hormonas, como insulina y testosterona. Se descubrió que la deficiencia de vitamina D está asociada a un mayor riesgo de resistencia a insulina y de diabetes tipo 2, posiblemente debido al rol de la vitamina D en la producción de insulina y en la sensibilidad a insulina. Además, la vitamina D participa en la producción y la regulación de la testosterona. En resumen, la vitamina D es un componente esencial del sistema endocrino, y su rol regulador de la producción y la función hormonal es clave para la salud y el bienestar general.

LA VITAMINA D Y LAS ENFERMEDADES METABÓLICAS CRÓNICAS

La vitamina D se ha asociado a la prevención y el manejo de enfermedades crónicas, incluidas las enfermedades cardiovasculares. En varios estudios, se encontró que un nivel bajo de vitamina D está asociado a un mayor riesgo de enfermedades cardiovasculares, como infarto de miocardio, accidente cerebrovascular e insuficiencia cardíaca. Una de las formas en que la vitamina D reduce el riesgo de enfermedades cardiovasculares es mediante la regulación de la presión arterial, ya que ayuda a reducir el nivel de renina, una enzima que aumenta la presión al contraer los vasos sanguíneos. Al disminuir el nivel de renina, la vitamina D ayuda a disminuir la presión arterial y el riesgo de desarrollar hipertensión, uno de los principales factores de riesgo de enfermedades cardiovasculares.

Otra forma en que la vitamina D reduce el riesgo de enfermedades cardiovasculares es mediante sus propiedades antiinflamatorias. Como sabemos, la inflamación crónica es un factor que contribuye al desarrollo de enfermedades cardiovasculares y, según estudios, la vitamina D ayuda a reducir la inflamación en el organismo. La vitamina D también mejora la función endotelial, que es la capacidad de los vasos sanguíneos de relajarse y dilatarse en respuesta al aumento del flujo sanguíneo. El deterioro de la función endotelial es un precursor de la ateroesclerosis, que es la acumulación de placa en las arterias que puede provocar infartos de miocardio y accidentes cerebrovasculares. Se ha demostrado que la vitamina D mejora la función endotelial y reduce el riesgo de ateroesclerosis.

También ayuda a reducir el riesgo de diabetes, que a su vez es un factor de riesgo importante de tener enfermedades cardiovasculares. La vitamina D está relacionada con la secreción de insulina y la sensibilidad a insulina, y un nivel bajo de vitamina D está asociado a un mayor riesgo de resistencia a insulina y de diabetes tipo 2. En general, la vitamina D es fundamental para reducir el riesgo de diversas enfermedades crónicas debido a su efecto sobre la presión arterial, la inflamación, la función endotelial y la sensibilidad a insulina.

VITAMINA D Y CÁNCER

Según investigaciones, la vitamina D podría participar en la prevención y el manejo de ciertos tipos de cáncer. Se observó que un nivel bajo de vitamina D en sangre (menor de 60) está asociado a un mayor riesgo de distintos tipos de cáncer, como cáncer de mama, colon, próstata y páncreas. Una de las formas en que la vitamina D reduce el riesgo de cáncer es mediante su capacidad de regular el crecimiento celular y la división celular, ya que ayuda a controlar la expresión de genes asociados con la proliferación celular, la diferenciación y la apoptosis (muerte celular). El crecimiento celular alterado y la división celular anormal pueden desencadenar el desarrollo de cáncer, y la vitamina D ayuda a prevenir esto regulando el crecimiento celular.

> "Según investigaciones, la vitamina D podría participar en la prevención y el manejo de ciertos tipos de cáncer."

Además, la vitamina D tiene propiedades antiinflamatorias que ayudan a disminuir el riesgo de cáncer. La inflamación crónica también es un factor de riesgo de cáncer, y se ha demostrado que la vitamina D reduce la inflamación en el organismo. La vitamina D también ayuda a potenciar la capacidad del sistema inmunitario de combatir el cáncer. Se observó que la vitamina D mejora la función de las células inmunitarias, como los linfocitos T y los linfocitos citolíticos naturales, que tienen un rol clave en la identificación y la destrucción de células cancerosas. También se descubrió que la vitamina D ayuda a reducir el riesgo de metástasis, que es la propagación de células cancerosas a otras partes del cuerpo. Se ha demostrado que la vitamina D inhibe el crecimiento celular y la migración de las células cancerosas y ayuda a prevenir la propagación del cáncer a otros órganos.

VITAMINA K2

La vitamina K2 es un tipo de vitamina K fundamental para la salud ósea y cardiovascular. Activa proteínas que ayudan a regular el metabolismo del calcio en el organismo. Una de las principales funciones de la vitamina K2 es su capacidad de activar una proteína llamada "osteocalcina". La osteocalcina es producida por las células óseas y ayuda a regular la formación y la mineralización de los huesos. La vitamina K2 activa osteocalcina agregando a la proteína un grupo químico denominado "grupo gammacarboxilo", lo que le permite unirse a calcio y a otros minerales de los huesos. La vitamina K2 también activa otra proteína llamada "proteína Gla de la matriz" (MGP), que es importante para prevenir la acumulación de calcio en los vasos sanguíneos. MGP regula el transporte de calcio de los vasos sanguíneos a los huesos y a otros tejidos, lo que evita la acumulación de calcio en las arterias, que puede causar enfermedades cardiovasculares.

La relación entre la vitamina K2 y la vitamina D es importante para la salud general. La vitamina D mejora la absorción del calcio de los alimentos y ayuda a mantener el nivel de calcio en la sangre. Sin embargo, si la cantidad de vitamina K2 no es la adecuada, el calcio se puede depositar en los tejidos blandos, como los vasos sanguíneos, en vez de depositarse en los huesos y dientes, donde es necesario. Según investigaciones, la vitamina K2 podría aumentar el equilibrio entre vitamina D y calcio en el cuerpo. Al activar osteocalcina y MGP, la vitamina K2 ayuda a que los huesos y otros tejidos absorban y usen correctamente el calcio, lo que disminuye el riesgo de que se deposite calcio en los tejidos blandos.

¿POR QUÉ LAS VITAMINAS A, D Y K2 JUNTAS?

En general, tomar vitamina A, vitamina D y vitamina K2 mejora la salud ósea, la función inmunitaria y la salud cardiovascular. La vitamina A es una vitamina liposoluble importante para una gran variedad de funciones en el organismo. Es esencial para mantener una visión y una función inmunitaria saludables y también para la salud de la piel. Además, tiene un rol en el crecimiento y el desarrollo. La vitamina A, junto con la vitamina D y la vitamina K2, mejoran la salud ósea. Recordemos que la vitamina D aumenta la absorción y el uso del calcio en el cuerpo, mientras que la vitamina K2 ayuda a que el calcio se deposite correctamente en los huesos y no en tejidos blandos. La vitamina A mejora la salud ósea regulando la actividad de los osteoclastos, que son las células que desintegran y remodelan el tejido óseo.

Además, la vitamina A es importante para la función inmunitaria y actúa junto con la vitamina D para reforzar el sistema inmunitario. La vitamina A también es esencial para el desarrollo y el mantenimiento de las mucosas, como las de las vías respiratorias y las del tubo digestivo, que actúan como barreras contra infecciones. La vitamina D ayuda a regular la actividad de las células inmunitarias, incluidas las que combaten infecciones. La vitamina A también tiene un rol en la salud de la piel, ya que es clave para el crecimiento y el mantenimiento de las células de la piel. También ayuda a prevenir y tratar afecciones de la piel, como acné, psoriasis y eccema.

¿CUÁL ES EL NIVEL ÓPTIMO DE VITAMINA A, D Y K?

El nivel óptimo de vitamina D es mayor de 60, pero se considera que el rango de referencia es de 30 a 100. ¿Recuerda el lado derecho del promedio de la campana de Gauss? La vitamina D es uno de los rangos de referencia de la sangre que debería estar del lado derecho de la campana, para que podamos obtener todos los beneficios mencionados arriba. Según estudios, los adultos necesitan 5,000 UI diarias para que el nivel se mantenga en el rango óptimo. En el caso de las etnias de piel más oscura, probablemente sea un nivel más alto, ya que esas etnias no absorben la vitamina D del sol a través de la piel como lo hacen las personas de piel más clara.

Una regla general que aplico en mi consultorio y que, según mi experiencia, ayuda a que el nivel esté en el rango óptimo, es tomar 10,000 UI al día (si el nivel de vitamina D3 en sangre es menor de 30) o 5,000 UI al día (si el nivel es mayor de 30). *Vitamin D Council* (el Consejo sobre vitamina D) recomendó que los niños tomen, como mínimo, 2,000 UI de vitamina D al día, en especial los niños de etnias con piel más oscura.

¿Cuál es el nivel óptimo de vitamina K2? Todavía no hay un consenso sobre esto, pero se sabe que son necesarios al menos 500 µg (microgramos) de vitamina K2 para activar las proteínas dependientes de vitamina K2 en el organismo e iniciar todas las acciones que mencioné. El consumo óptimo de vitamina A debe ser similar a la cantidad de vitamina D, para que puedan actuar de forma sinérgica. Por ejemplo, si toma 5,000 UI de vitamina D3, debería tomar un suplemento de 5,000 UI de vitamina A.

Cabe mencionar que hay información desactualizada que ha asustado y alejado a algunas personas de la vitamina D y la vitamina A debido a inquietudes sobre su toxicidad. Debemos entender que muchas recomendaciones antiguas se basaban en estudios clínicos muy malos. En todos los estudios en los que se supuso que la vitamina D3 era tóxica, en realidad lo tóxico no era la vitamina D3, sino el calcio. Recuerde que cuando aumenta el nivel de vitamina D3, aumenta la absorción y el nivel de calcio. Si no tenemos los otros nutrientes para transportar el calcio donde corresponde o para excretar el exceso de calcio de los riñones, puede llegar a ser "tóxico" o causar un problema llamado "hipercalcemia", que básicamente significa demasiado calcio. Un nivel alto de calcio puede provocar espasmos musculares y otros síntomas inespecíficos, por lo que es importante controlar periódicamente el nivel de calcio si se toman dosis altas de vitamina D, en particular sin los nutrientes de apoyo de las vitaminas A y K2.

En un estudio deficiente sobre vitamina A, se concluyó que podía ser tóxica. Pero en ese estudio, dieron a los pacientes 100,000 UI diarias de vitamina A. Es una cantidad ridículamente alta y muy alejada de las dosis recomendadas, por lo que es totalmente razonable que los pacientes tuvieran problemas. La vitamina A puede ser tóxica para el hígado y causar otros problemas, pero en general esto solo ocurre si se toma durante mucho tiempo y en dosis extremadamente altas, fuera de los rangos recomendados para facilitar la excreción de calcio con las vitaminas D3 y K2.

SUPLEMENTOS PARA AYUDAR A OPTIMIZAR LA SALUD HORMONAL Y EL METABOLISMO

Estos son algunos otros suplementos nutricionales que pueden ayudar a lograr un metabolismo hormonal adecuado:

1. **Magnesio:** tiene un rol clave en la regulación hormonal, incluida la producción de estrógeno, progesterona y testosterona. Ayuda a aliviar los síntomas del síndrome premenstrual y de la menopausia, además de favorecer la función suprarrenal y reducir el nivel de estrés.

2. **Zinc:** es esencial para mantener un nivel adecuado de producción hormonal y metabolismo, en particular de hormonas tiroideas y testosterona. También ayuda a equilibrar el nivel de estrógeno y mejora la sensibilidad a insulina.

3. **Vitamina D:** es importante para la producción de hormonas, incluidas la testosterona y el estrógeno. También ayuda a regular el ciclo menstrual y a disminuir los síntomas del síndrome premenstrual.

4. **Vitaminas B:** las vitaminas B, en particular la vitamina B6, son importantes para la regulación hormonal, incluida la producción de estrógeno y progesterona. También ayudan a reducir el nivel de estrés y favorecen la función suprarrenal.

5. **Ácidos grasos omega3:** ayudan a disminuir la inflamación del organismo, lo que mejora el equilibrio hormonal. También ayudan a reforzar la función suprarrenal y reducir el nivel de estrés.

6. **Hierbas adaptógenas:** hierbas como la ashwagandha, la rhodiola y la albahaca sagrada ayudan a regular el nivel de cortisol y a disminuir el estrés. También apoyan la función suprarrenal y mejoran el equilibrio hormonal.

PRODUCTOS NUTRACÉUTICOS CLAVE PARA UNA FUNCIÓN TIROIDEA ÓPTIMA

La glándula tiroides requiere de diversos nutrientes para producir, convertir y regular las hormonas tiroideas. Estos son algunos nutrientes beneficiosos para el metabolismo de las hormonas tiroideas:

1. **Yodo:** es un componente fundamental de las hormonas tiroideas. El organismo no puede producir yodo por sí mismo, por lo que es importante consumir alimentos ricos en yodo, como algas, pescado, lácteos y huevos. En algunos casos, puede ser necesario usar suplementos.

2. **Selenio:** es un mineral importante para la función tiroidea, ya que ayuda a convertir la hormona tiroidea inactiva (T4) en hormona tiroidea activa (T3). El selenio está presente en nueces de Brasil, mariscos, carne y cereales integrales. La glándula tiroides es particularmente rica en selenio, y en personas con tiroiditis de Hashimoto, se demostró que la suplementación con selenio tiene efectos beneficiosos. Según estudios, la suplementación con selenio puede reducir los anticuerpos antiperoxidasa tiroidea, que están asociados a daños en la glándula tiroides y cuyo nivel está elevado en la tiroiditis de Hashimoto. Además, el selenio parece tener efectos antioxidantes, lo que ayuda a proteger la glándula tiroides del estrés oxidativo y la inflamación.

3. **Zinc:** es esencial para la producción de hormonas tiroideas y también ayuda a convertir T4 en T3. Está presente en ostras, carnes de res, cerdo y pollo y legumbres.

4. **Hierro:** es importante para la función tiroidea debido a que ayuda a transportar las hormonas tiroideas por todo el cuerpo. Está presente en carnes rojas, aves de corral, mariscos, frijoles y vegetales de hoja verde.

5. **Vitamina D:** es importante para la función tiroidea porque ayuda a regular la producción de hormonas tiroideas. Se puede obtener mediante exposición al sol, alimentos enriquecidos y suplementos alimentarios.

6. **Vitaminas B:** las vitaminas B, en particular la vitamina B12, son importantes para la función tiroidea. Están presentes en carnes, pescado, lácteos y cereales enriquecidos.

Es importante hablar más sobre el yodo. El yodo es un micronutriente esencial que usan todas las células del cuerpo humano. Se consideró el medicamento universal desde fines del siglo XIX hasta aproximadamente la década de 1960, ¡y se usaba para tratar todo! Afecciones como bocio, ateroesclerosis (endurecimiento de las arterias), enfermedades de transmisión sexual, miomas uterinos, hiperplasia de próstata, obesidad, depresión, problemas en las mamas, afecciones cutáneas y muchas otras. Todos nuestros órganos glandulares tienen afinidad por yodo, por ejemplo, la próstata, los ovarios, las mamas y, en particular, la tiroides. Entre el 70 % y el 80 % del yodo en el cuerpo está en la tiroides. Por eso, si hay una deficiencia de yodo, ninguno de los órganos que tanto necesitan yodo podrá obtenerlo porque la tiroides lo usa todo. El yodo es necesario para sintetizar hormonas tiroideas, ya que la glándula tiroides lo usa para producir las hormonas tiroxina (T4) y triyodotironina (T3), que, como sabemos, regulan el metabolismo, la temperatura, el ritmo cardíaco y otras funciones esenciales.

Si tomamos la cantidad suficiente de yodo, o la obtenemos de los alimentos, el yodo neutraliza células cancerígenas, elimina células anormales y virus y puede neutralizar toxinas de otros microorganismos, como bacterias. Se ha demostrado que el yodo revierte la mastopatía fibroquística, un conocido factor de riesgo de cáncer de mama. La deficiencia de yodo es un problema de salud importante a nivel mundial y puede causar diversas afecciones, como bocio (agrandamiento de la glándula tiroides), hipotiroidismo (glándula tiroides poco activa), deterioro cognitivo y cretinismo (deterioro mental y físico grave). La deficiencia de yodo es especialmente perjudicial durante el embarazo y en la primera infancia, porque puede causar retraso del crecimiento, deterioro cognitivo e incluso muerte fetal o aborto espontáneo. Uno de los motivos principales por los que los estadounidenses tienen tanta deficiencia de yodo es la falta de minerales esenciales en nuestro suelo, incluido el yodo. Otro motivo es que, en la década de 1970, la industria de la panadería, que fortificaba sus productos con yodo, comenzó a sustituirlo por una sustancia química tóxica llamada "bromuro".

Hay muchos recursos y libros que hablan sobre la importancia del yodo en la salud humana y por qué es tan importante tomar suplementos de yodo. El Dr. David Brownstein hizo un gran trabajo, al igual que el Dr. David Derry, sobre el cáncer de mama y el yodo, entre otros. Estos médicos recomiendan obtener una cantidad suficiente de yodo similar al consumo de hierro en la cultura japonesa. El cáncer de mama es casi inexistente en la cultura japonesa, al menos en las zonas de Japón que no han adoptado una dieta occidental. Cualquier persona japonesa que tenga una alimentación japonesa típica obtendrá de la dieta, en promedio, 10 mg de yodo al día. Eso es mucho más que la IDR (ingesta diaria recomendada) estadounidense de suplementación de yodo, pero debemos entender que la IDR estadounidense para el yodo es el valor mínimo, no la cantidad óptima necesaria para ayudar a prevenir las enfermedades de las que hablamos antes.

Por último, una persona no puede ser alérgica al yodo mineral. Muchas personas confunden una alergia a mariscos o al yodo radioactivo que se usa en algunos estudios diagnósticos con alergia al yodo. Pero eso es erróneo. Si una persona tiene alergia a los mariscos es porque reacciona a proteínas en los mariscos, no al yodo. Además, las alergias a yodo radioactivo es algo totalmente distinto. Incluso si tenemos ese tipo de alergias, es totalmente seguro tomar suplementos de yodo y consumir alimentos ricos en yodo.

DIM

Otro producto nutracéutico clave que tiene un rol fundamental en la optimización hormonal es DIM (diindolilmetano). DIM está presente principalmente en vegetales crucíferos (como brócoli, col y col de Bruselas), pero desafortunadamente, la mayoría de las personas no consume esos vegetales en cantidades suficientes para prevenir enfermedades. Se han estudiado muchos aspectos de DIM, y es particularmente importante su uso potencial como medicamento terapéutico con efectos antioxidantes. Es útil para la memoria, ya que protege contra el daño oxidativo y la inflamación, y puede proteger las células del corazón contra LPS inflamatorios que, como recordará, son una de las causas fundamentales de inflamación y enfermedades crónicas.

Se ha demostrado que DIM es muy beneficioso para prevenir el cáncer de mama, y se ha usado como tratamiento complementario de quimioterapia para tratar cáncer de mama y de próstata.

DIM participa en el metabolismo del estrógeno aumentando el metabolismo del estrógeno en la vía de la 2hidroxiestrona (o estrógeno bueno), en vez de las vías de 16hidroxiestrona y 4hidroxiestrona que, como recordará, son potencialmente "más cancerígenas". En un estudio, pacientes con mastopatía fibroquística y con el gen BRCA positivo recibieron 100 mg al día de esos suplementos durante un año, y mediante resonancia magnética de esas mujeres portadoras del gen BRCA se observó una disminución estadísticamente significativa del tejido fibroso de las mamas después de un año. Es una noticia fantástica, porque la mastopatía fibroquística es un factor de riesgo de desarrollar cáncer de mama. Las mujeres que tienen el gen BRCA tienen un riesgo aún mayor que las mujeres con mastopatía fibroquística, por lo que todo lo que se pueda mitigar con suplementos y nutrientes clave es beneficioso.

En mi práctica clínica, ni una sola mujer que recibe terapia hormonal sale del consultorio sin un suplemento de DIM. Es así de importante para proteger contra el cáncer de mama. Según estudios, la suplementación con una forma farmacéutica micronizada de DIM debe ser de 150 mg a 300 mg al día para mujeres, y de 300 mg a 600 mg al día para hombres. Es fundamental que la forma sea micronizada, ya que si DIM no está micronizado, no se absorberá en los intestinos.

PRODUCTOS NUTRACÉUTICOS CLAVE PARA MANEJAR EL ESTRÉS Y LA ANSIEDAD Y CALMAR EL SISTEMA NERVIOSO

Hay varios suplementos naturales que se suelen usan para mejorar un sistema nervioso estresado. Estos suplementos pueden ayudar a aumentar la relajación, disminuir la ansiedad y favorecer el bienestar general, además de hacer ejercicio, meditación, prácticas espirituales y, por supuesto, eliminar de nuestras vidas, en la medida de lo posible, los factores estresantes. Estos son algunos ejemplos:

1. **Ashwagandha:** es una hierba adaptógena que tradicionalmente se ha usado en medicina ayurvédica para ayudar al organismo a sobrellevar el estrés. Puede ayudar a reducir la ansiedad, brindar una sensación de calma y favorecer la función suprarrenal.

2. **Rhodiola rosea:** es otra hierba adaptógena que se ha usado para reducir el estrés y la fatiga. Puede ayudar a mejorar el estado de ánimo, aumentar el nivel de energía y mejorar el desempeño intelectual.

3. **Magnesio:** es un mineral esencial que participa en muchos procesos en el cuerpo, como la regulación del sistema nervioso. Tiene propiedades calmantes y puede ayudar a disminuir la ansiedad y facilitar la relajación.

4. **Lteanina:** es un aminoácido que está presente en el té verde. Se ha demostrado que favorece la relajación y reduce el estrés y la ansiedad sin causar somnolencia. Se puede tomar como suplemento o como té verde. El mejor suplemento que encontré es Suntheanine.

5. **Ácidos grasos omega3:** los ácidos grasos omega3, en particular EPA y DHA, son grasas esenciales beneficiosas para la salud del cerebro. Se ha demostrado que tienen efectos antiinflamatorios y ayudan a disminuir los síntomas de ansiedad y depresión.

6. **Vitaminas B:** las vitaminas B, en particular B6, B9 (folato) y B12, son importantes para el funcionamiento adecuado del sistema nervioso. Tienen un rol en la producción de neurotransmisores, como serotonina y dopamina, que participan en la regulación del estado de ánimo. Los suplementos de vitamina B o una alimentación equilibrada rica en vitaminas B ayudan a mantener la salud del sistema nervioso.

Descubrí que dos suplementos adicionales increíbles son muy valiosos para manejar el estrés: la albahaca sagrada y Relora. La albahaca sagrada (también conocida como "tulsi") y Relora son suplementos naturales que se cree que ayudan a calmar la mente y favorecer la relajación. En mis clínicas, usamos una combinación de ambos, más Lteanina (Suntheanine), que se denomina "QuiCalm". QuiCalm es uno de los suplementos más vendidos en nuestras clínicas porque da muy buenos resultados. Según algunos pacientes, ¡es incluso mejor que Xanax, pero sin la sensación de estar drogado!

Cómo se logran los efectos calmantes

1. **Albahaca sagrada (Tulsi):** es una hierba adaptógena que se ha usado durante siglos en medicina ayurvédica para ayudar a manejar el estrés. Se cree que tiene propiedades ansiolíticas (es decir, contra la ansiedad) y antidepresivas. La albahaca sagrada tiene compuestos como eugenol, ácido rosmarínico y ocimumósidos, que pueden ayudar a regular neurotransmisores y la respuesta ante estrés. También se conoce por sus propiedades antioxidantes y antiinflamatorias, que favorecen el bienestar general y la salud del sistema nervioso.

2. **Relora:** es una mezcla patentada del extracto de dos plantas: *Magnolia officinalis* y *Phellodendron amurense*. Se suele usar para reducir el estrés y la ansiedad y para mejorar el estado de ánimo. Se ha descubierto que el extracto de corteza de magnolia en Relora tiene efectos ansiolíticos al interactuar con receptores GABA, que promueven la relajación y disminuyen la ansiedad. Se cree que el extracto de corteza de felodendro en Relora regula el nivel de cortisol, una hormona de estrés que puede aumentar la ansiedad y el estrés.

Los suplementos por sí solos pueden no ser suficientes para tratar la ansiedad o el estrés, ya sea crónicos o graves. Para manejar el estrés, es importante adoptar un enfoque holístico que incluya cambios en el estilo de vida, optimización hormonal, técnicas de relajación y ayuda profesional si es necesario.

CAPÍTULO 11

OPCIONES DE TERAPIA DE REEMPLAZO HORMONAL

"Muchos matrimonios se separan debido a un desequilibrio hormonal, lo que es realmente triste porque se debe a una falta de comprensión. Cuando las hormonas se vuelven a equilibrar mediante hormonas bioidénticas naturales, la mujer o el hombre reanuda su vida normal, se siente bien y tiene una buena calidad de vida".

Suzanne Somers

Hay varias opciones que se deben tener en cuenta al abordar un proceso de optimización hormonal, ya sea para un hombre o para una mujer. Pero, ¿cuáles son las diferencias, y cuáles son las opciones más seguras? ¿Cuáles tienen mejores resultados? ¿Cuáles son potencialmente perjudiciales? En los últimos 15 años, me han hecho todas estas preguntas, no solo mis pacientes, sino también los miles de proveedores de atención médica de la red nacional que he mencionado.

Primero, hay una gran diferencia entre hormonas bioidénticas y hormonas sintéticas. Creo que esos puntos ya están claros, pero esto es particularmente importante en relación con estrógeno y progesterona. Las hormonas están disponibles en distintas modalidades terapéuticas y se pueden clasificar como bioidénticas o sintéticas. Las hormonas se pueden administrar como inyección, crema, píldora oral, cápsula, comprimido de disolución rápida (RDT u ODT) o, mi opción favorita, pellets de hormonas bioidénticas que se colocan en el tejido adiposo debajo de la piel.

Cuando hablo de hormonas sintéticas versus hormonas naturales o bioidénticas, me gusta usar la analogía de la llave y la cerradura. ¿Alguna vez tuvo una llave que entra en una cerradura pero que no gira ni abre la puerta? Eso es muy similar a lo que ocurre con las hormonas sintéticas. Entran en la "cerradura" que es el receptor, pero no abren la puerta a todos los beneficios positivos como lo hacen las hormonas naturales. Las hormonas bioidénticas son como una llave que no solo entra en la cerradura,

Las hormonas bioidénticas son como una llave que no solo entra en la cerradura, sino que también abre la puerta (de las células), por lo que pueden actuar en las células en todos los aspectos como fueron diseñadas, sin los efectos secundarios perjudiciales que se ha demostrado que tienen las hormonas sintéticas.

sino que también abre la puerta (de las células), por lo que pueden actuar en las células en todos los aspectos como fueron diseñadas, sin los efectos secundarios perjudiciales que se ha demostrado que tienen las hormonas sintéticas. Cuando se usa la dosis adecuada y son administradas por un proveedor de atención médica altamente capacitado en la destreza y la ciencia de la optimización hormonal, las terapias hormonales son seguras, eficaces y se pueden usar de por vida.

Como mencioné, la terapia con pellets hormonales es mi opción favorita para optimizar las hormonas por muchos motivos de los que hablaré. Pero antes, quiero contarle un poco cómo hice la transición de usar modalidades tradicionales de terapia de reemplazo hormonal a usar pellets hormonales como modalidad principal en mi práctica clínica. Cuando empecé a interesarme por las hormonas como piedra angular de la salud, la mayoría de las capacitaciones a las que había asistido se enfocaban exclusivamente en estrógeno y progesterona para mujeres y en testosterona para hombres. Llevé a mi consultorio lo que había aprendido en varias conferencias sobre terapia hormonal, y probablemente ayudé a un 40 % de las mujeres que atendí. Si eran mujeres en etapa posmenopáusica y necesitaban estrógeno y progesterona, lo que podía ofrecerles funcionaba bastante bien. Sin embargo, no lograba ayudar a una gran parte de la población de mis pacientes mujeres. No lograba tratar los problemas principales de fatiga y aumento de peso, cambios de estado de ánimo, ansiedad, depresión y pérdida de la memoria. Las pocas herramientas que tenía disponibles simplemente no eran suficientes.

En 15 días, alrededor de tres pacientes llamaron a mi consultorio para comentarme que, lamentablemente, se estaban atendiendo con otro profesional que usaba "pellets hormonales de testosterona", y que realmente les había cambiado la vida. La última paciente con quien hablé me dijo: "Dra. Terri, yo la adoro y es fantástico trabajar con usted, pero tiene que investigar este tema de los pellets hormonales de testosterona". Hablaban de un médico que usaba testosterona en sus pacientes mujeres. "¿Testosterona?", pensé. "¿Qué tiene que ver la testosterona con las mujeres?". Por cosas del destino, si cree en el destino (yo creo más en la orientación divina), me comuniqué con ese ginecólogo y nos reunimos para hablar sobre esos pellets hormonales de testosterona.

Cuando en esa primera reunión, comenzó a explicarme los beneficios de la testosterona en mujeres y los síntomas que aliviaba en sus pacientes, él la estaba usando desde hacía pocos meses, y obtuve respuesta a todas mis preguntas. Me estaba quedando sin solución para todas mis pacientes a las que no lograba ayudar. De hecho, la alarma sonaba tan fuerte en mi cabeza que le pregunté a mi colega: "¿Cómo, cuándo y dónde puedo capacitarme sobre esta terapia?". Me puso en contacto con Gino Tutera, un médico en Scottsdale, Arizona. Desde hacía unos 25 años, el Dr. Tutera usaba pellets hormonales en sus pacientes y capacitaba a profesionales en esta terapia que cambia la vida. Como ginecólogo, había aprendido sobre esta terapia de su mentor, quien, cuando nos reunimos en 2009, había estado usando la terapia de pellets al menos 30 años.

Tuve el honor y privilegio de pasar un día entero con él en su consultorio. La primera mitad del día, revisó los resultados de las investigaciones más recientes sobre las distintas hormonas bioidénticas y cómo la terapia con pellets funciona mucho mejor que las cremas y las modalidades orales. Me sorprendió saber que la terapia con pellets se empezó a investigar en Estados Unidos en los años treinta y cuarenta. Aprendí que en la década de 1940, ¡se descubrió que los ovarios producen testosterona en abundancia!

Me llevé a Texas todo lo que aprendí, y de inmediato hice la transición de mis pacientes en terapia hormonal (ya sea con cremas o tratamientos orales) a la terapia con pellets, incluida la terapia con testosterona. Los resultados fueron asombrosos. Los resultados pasaron de boca en boca, y mi consultorio creció exponencialmente y, en diciembre, mi base de datos de pacientes se había cuadruplicado. Al mismo tiempo, empezó a suceder algo más. Las mujeres, que de repente se sentían mucho mejor, habían recuperado las ganas de vivir y la energía, se había estabilizado su estado de ánimo y su libido era mayor que nunca, comenzaron a traer a sus esposos al consultorio para que comenzaran la terapia. Entonces, tuve muchos más pacientes hombres, porque esos esposos les comentaban a sus compañeros de golf y de trabajo cómo y por qué habían recuperado la fuerza, la resistencia, la claridad mental, la concentración y el "vigor". Y me preguntaban: "¿La testosterona es útil para el dolor en las articulaciones? ¿Esta terapia ayuda a reducir la grasa abdominal?".

Después de unos 6 a 12 meses de terapia, y con las hormonas optimizadas las 24 horas del día, todos los días, observé que mis pacientes dejaban de tomar ansiolíticos, antidepresivos, medicamentos para la presión arterial y, con frecuencia, incluso medicamentos para diabetes tipo 2. TDA en adultos, el síndrome metabólico (sobrepeso, hipertensión y diabetes) y los problemas de estado de ánimo y memoria se estaban convirtiendo en cosa del pasado porque estábamos tratando la causa fundamental de los problemas. No solo solucioné muchos de esos problemas, sino que como los pacientes podían dejar de tomar todos esos medicamentos, desaparecieron los efectos secundarios, ¡y también disminuyeron sus gastos de bolsillo!

Después de unos 6 a 12 meses de terapia, y con las hormonas optimizadas las 24 horas del día, todos los días, observé que mis pacientes dejaban de tomar ansiolíticos, antidepresivos, medicamentos para la presión arterial y, con frecuencia, incluso medicamentos para diabetes tipo 2.

Recuerdo que, después de nueve meses de usar esta terapia en mí misma y en mis pacientes, pensé que había sido una suerte haberla descubierto. No podía creer los cambios de vida que sentía y veía. Recuerdo haber pensado en los 55 años que esos dos pioneros, el Dr. Tutera y su mentor, dedicaron a la terapia con pellets tratando a pacientes en su pequeño rincón del mundo y cambiando tantas vidas. ¡El mundo tiene que saber sobre esta terapia! Comencé a dar seminarios de capacitación para pacientes en la sala de espera de mi consultorio y charlas en sedes de clubes de rotarios, asociaciones de mujeres, eventos de cámara y en cualquier lugar donde tenía público. Me uní a mis colegas ginecólogos y a Dan DeNeui (ahora mi esposo), quien divinamente estaba sentado a mi lado en el avión a Scottsdale para capacitarme con el Dr. Tutera, y lanzamos una empresa con el objetivo de capacitar a otros profesionales en esta terapia transformadora, para que pudieran también cambiar la vida de sus pacientes.

Prefiero los pellets hormonales por muchos motivos, pero principalmente porque es la única opción de terapia hormonal que más se parece a lo que hace nuestro cuerpo de forma natural: secretar hormonas 24 horas al día, todos los días y, a veces, en mayor cantidad, según el nivel de actividad y de estrés. Después de encontrar la dosis de los pellets hormonales, que depende de varios factores que los proveedores muy experimentados y capacitados conocen, se colocan debajo de la piel, en el tejido adiposo, más abajo o más arriba de la altura de la cintura, según cada paciente. Después de colocarlos, esos pellets hormonales pasan por un proceso, una disolución muy lenta, y de a poco el nivel hormonal va aumentando a lo largo de dos a cuatro semanas. En la mayoría de los casos, el nivel hormonal alcanza el nivel máximo a las cuatro o cinco semanas. Ese nivel se suele mantener continuo y estable durante tres a cinco meses, en promedio, según cada paciente. Cuando el nivel hormonal comienza a disminuir nuevamente, el paciente podría volver a tener síntomas, por lo que simplemente se repite el procedimiento de administración de pellets, para que el nivel vuelva a aumentar.

Me gusta esta modalidad no solo por la naturaleza bioidéntica, sino también porque los pacientes parecen sentirse mejor debido a que el nivel de hormonas ya no sube y baja como una montaña rusa, como sucede cuando se usan pastillas o inyecciones. Naturalmente, el cuerpo no libera un montón de hormonas todas juntas al sistema, que duran unas pocas horas o, en el caso de inyecciones o parches, unos días. Los ovarios y los testículos (principalmente), además de las glándulas suprarrenales en cierta medida, tienen un ritmo lento y continuo de secreción hormonal que se denomina "ritmo basal", con picos y fluctuaciones que dependen de la actividad, el estrés (bueno o malo) y el ritmo del ciclo mental.

Me gusta usar la analogía de la paleta: cuanto más rápido se lame una paleta, más rápido se disuelve. Lo mismo sucede con los pellets hormonales, porque se colocan debajo de la piel, en el tejido adiposo, que tiene bastante flujo sanguíneo. Cuando estamos despiertos y activos, ya sea haciendo ejercicio o simplemente en nuestro día ajetreado, "lamemos la paleta" más rápido y usamos las hormonas más rápido. Cuando dormimos y todo sucede más lentamente, el ritmo cardíaco y la presión arterial disminuyen y el metabolismo es más lento, es decir, "lamemos la paleta" más lentamente.

Después de los pellets hormonales, otra modalidad de hormonas bioidénticas que prefiero son los comprimidos de disolución rápida, para testosterona, y los parches, para estradiol. En mi clínica, casi siempre uso cápsulas orales para progesterona porque tienen el efecto secundario excelente de ayudar a dormir. Siempre les digo a mis pacientes mujeres que estas cápsulas también actúan como somnífero gratuito. Habrá notado que no me gustan mucho las cremas hormonales. Esto se debe a que, en mi experiencia, no muchos pacientes obtienen grandes beneficios al usar cremas hormonales. Son engorrosas, a veces hay que aplicarlas dos veces al día para conseguir un nivel considerable y, además, tienen el efecto de montaña rusa que mencioné. Las cremas hormonales son útiles cuando se usa estradiol en crema para mujeres que, por algún motivo, no pueden tomar estrógeno y tienen síntomas en la vejiga y en la vagina que las cremas, en general, pueden aliviar.

Las píldoras orales para el reemplazo hormonal de estrógeno y testosterona bioidénticos, excepto la progesterona natural micronizada, son la modalidad que menos me gusta porque tienen un mayor potencial de causar efectos secundarios negativos debido a que, cuando estas píldoras se toman por vía oral, los metabolitos se forman en el hígado. Esto se denomina "efecto primer paso". El metabolismo de primer paso a través del hígado es lo que causa la mayoría de los efectos secundarios de todos los medicamentos orales.

Resumen: las opciones más usadas para reemplazo hormonal bioidéntico

1. Testosterona

   • Para tomar por vía oral; inyecciones; cremas; comprimidos de disolución oral; pellets

2. Estradiol (17 beta)

   • Para tomar por vía oral; parches; cremas; comprimidos de disolución oral; pellets

3. Progesterona (micronizada)

- Para tomar por vía oral; cremas; comprimidos de disolución oral

4. DHEA

- Compuesto para tomar por vía oral, recetado o de venta libre

5. Melatonina

- Compuesto para tomar por vía oral, recetado o de venta libre

6. Tiroides (desecada)

- Para tomar por vía oral

EFECTOS SECUNDARIOS DE LAS TERAPIAS CON HORMONAS SEXUALES

"La única diferencia entre la medicina y el veneno suele ser la dosis".
Dan DeNeui, Director Ejecutivo

Los efectos secundarios de las hormonas y de las terapias hormonales tienen algunas variables: el tipo de hormona (¿bioidéntica o sintética?) y la modalidad o vía de administración (¿vía oral, crema, parches, inyecciones o gránulos?). Además, también son importantes el metabolismo específico del paciente, su estado de salud y el estado de los intestinos. Cada persona es única y, aunque la terapia de reemplazo hormonal con testosterona tiene algunos efectos secundarios molestos comunes, los efectos secundarios de las hormonas difieren mucho de un paciente a otro.

Una de las mayores lecciones aprendidas, específicamente a partir del ensayo *Women's Health Initiative*, es que no se puede concluir que los efectos secundarios de un tipo y una modalidad de terapia hormonal son válidos para todas las hormonas y las modalidades hormonales. Los efectos secundarios de las inyecciones son muy distintos de los efectos secundarios de los pellets; los

"Es que no se puede concluir que los efectos secundarios de un tipo y una modalidad de terapia hormonal son válidos para todas las hormonas y las modalidades hormonales."

efectos secundarios de las hormonas sintéticas difieren mucho de los efectos secundarios de hormonas bioidénticas, etc.

Cuando la terapia es realizada adecuadamente por un proveedor de atención médica altamente capacitado y con experiencia en el área, los efectos secundarios son mínimos y suelen ser molestias que se pueden revertir cambiando la dosis de las hormonas. En 2022, recopilé datos obtenidos en mis dos clínicas hormonales en Texas sobre resultados negativos y efectos secundarios. En 10 años (de 2012 a 2022), realizamos más de 40,000 procedimientos con pellets hormonales de estrógeno y testosterona (por separado o juntos) en mujeres de distintas edades, y aproximadamente 21,000 procedimientos con pellets de testosterona en hombres. En 2022, realizamos en nuestras clínicas casi 7,000 procedimientos con pellets hormonales en mujeres, y más de 2,100 procedimientos con pellets en hombres.

A partir de todos los datos, observé que más del 80 % de las mujeres desde 2012 continuaron la terapia durante más de cinco años, y el 50 % de esas mujeres continuaron la terapia por el período completo de 10 años. Los motivos más frecuentes por los que interrumpían la terapia con pellets eran costo, traslado o mudanza y también temores infundados, en general, del proveedor de atención primaria. No se informó ningún efecto adverso, como muerte u hospitalización, ni de mujeres ni de hombres. Las incidencias informadas de cáncer de mama invasivo disminuyeron marcadamente en comparación con el promedio en la población en general. Los efectos secundarios molestos que se informaron eran dependientes de la dosis, eran manejables y, en la mayoría de los casos, no impidieron la continuación del tratamiento. Los efectos secundarios molestos suelen ser crecimiento de vello en zonas donde las mujeres no quieren tener vello; brotes en la cara; retención de líquido y hemorragia uterina anormal. Los hombres rara vez tienen efectos secundarios, pero un efecto secundario típico que pueden tener cuando comienzan la terapia es la retención temporal de líquido, ya que la testosterona estimula el crecimiento muscular, y el crecimiento muscular causa retención de agua.

CAPÍTULO 12

REFLEXIONES FINALES

En este libro, apenas hablé sobre la punta del iceberg en relación con la importancia de prestar atención a estas moléculas llamadas hormonas que nos dan vida. Muchas personas, incluidos algunos proveedores de atención médica, al escuchar la palabra "hormonas" piensan en ciclos menstruales, embarazo y menopausia, en mujeres, y en la función sexual, en hombres. Como ahora sabe, ¡las hormonas son mucho más que eso!

Confío en que ahora entiende el efecto que tienen las hormonas sexuales no solo en la disminución de los síntomas comunes de la deficiencia hormonal (depresión, ansiedad, irritabilidad, cambios del estado de ánimo, niebla mental, problemas de concentración, pérdida de la memoria, insomnio, dolor crónico, aumento de peso y disminución de la libido), sino también en la prevención de enfermedades crónicas. La salud intestinal y los efectos de nuestra alimentación sobre la producción, el metabolismo, la función y la eliminación de hormonas son aspectos que no se pueden dejar de recalcar. En un plan de tratamiento hormonal completo, no solo se evaluarán los síntomas y el nivel en la sangre, sino también la salud intestinal y el estado nutricional. Espero que también haya aprendido algo sobre otras hormonas esenciales, como las hormonas tiroideas, DHEA y melatonina, y sobre la importancia de que todas estas hormonas actúen en conjunto para que nuestro cuerpo funcione en un nivel óptimo durante mucho tiempo.

Algunas personas, incluidos algunos proveedores de atención médica, me han preguntado: "¿No debería envejecer de forma natural?". Creo que eso era cierto en otra época, cuando los seres humanos no vivíamos en un planeta tan tóxico desde todo punto de vista, desde el aire, el agua y los alimentos hasta las noticias, las redes sociales e Internet. La toxicidad de los productos químicos y de las noticias y los pensamientos negativos provocan caos en nuestra salud y nuestro bienestar. Los estímulos negativos externos inundan la mente, el cuerpo y el alma.

A menos que vivamos en una isla, lejos de la tecnología y la industria, lejos de las noticias, los pensamientos y las personas tóxicas, comamos alimentos de estación cultivados en el entorno natural, en suelos ricos y sin productos químicos (incluidos carne, pescado y aves de corral) y hagamos actividad física todos los días, envejecer de forma natural y dignamente es esencialmente un mito. No me malinterprete, podemos intentar tener un estado de salud óptimo de la forma más natural posible, cuidando mente, cuerpo y alma de todas las formas que mencioné. Sin embargo, a lo largo de los años que ayudé a las personas a tratar la causa fundamental de dolencias comunes (fatiga, falta de energía, ansiedad, depresión, aumento de peso, enfermedades crónicas, dolor, etc.) descubrí que muchos consideran que estar bien requiere de mucho trabajo. En mi experiencia, muchas personas quieren lograr un cambio, pero no quieren *cambiar*.

> **"En mi experiencia, muchas personas quieren lograr un cambio, pero no quieren cambiar."**

Pero le puedo asegurar que, como en muchas historias que mencioné en este libro, una vez que se optimizan sus hormonas, no solo desde el punto de vista clínico con una terapia hormonal natural, sino también considerando el metabolismo hormonal, la excreción y la eliminación de los disruptores endocrinos, el camino para sentirse mejor es menos abrumador y más necesario. Cuando empezamos a sentirnos bien y nuestro cuerpo comienza a funcionar adecuadamente, es casi imposible volver atrás.

> **"Cuando empezamos a sentirnos bien y nuestro cuerpo comienza a funcionar adecuadamente, es casi imposible volver atrás."**

El nombre de mis clínicas y de la red de profesionales capacitados es EVEXIAS, que en griego significa *"bienestar"*. En el diccionario Merriam Webster, se define el bienestar como "la cualidad o el estado de tener buena salud, en especial como un objetivo que se busca *activamente*". En el diccionario Cambridge, se define como "el estado de estar saludable, en especial cuando es algo que se intenta lograr *activamente*". Y en *dictionary.com*, se describe el bienestar como "la cualidad o el estado de estar saludable en cuerpo y mente, en especial como resultado de un *esfuerzo deliberado*; un enfoque de la atención médica que destaca la prevención de enfermedades y la prolongación de la vida en vez del tratamiento de las enfermedades". *Como puede notar, en cada definición de bienestar se describe una intencionalidad de nuestra parte.*

Estar bien no es algo que sucede de forma natural, al menos no en el mundo actual, sino que requiere de esfuerzo; requiere de acciones por parte de la persona. Cada elección que hacemos, desde nuestra alimentación hasta los pensamientos y las relaciones interpersonales, tienen efectos sobre nuestro bienestar general. USTED es quien conduce; USTED es quien elige su calidad de vida.

PARA REFLEXIONAR:

¿Dedica tiempo a nutrir su cuerpo con iones positivos de la naturaleza: cascadas, océanos, arroyos, montañas, remover la tierra o plantar en tierra virgen? ¿Se rodea de personas positivas que lo incentivan? ¿Se ríe todos los días? ¿Se toma tiempo para estar sin dispositivos electrónicos (teléfonos, tabletas, computadoras) y lejos de las redes sociales? ¿Hace alguna actividad física todos los días? ¿Prepara y come con frecuencia comidas caseras, saludables y no procesadas, en familia o con su comunidad? ¿Duerme siete horas casi todas las noches sin estímulos de luz? ¿Todos los días hace algo que le guste? ¿Medita, reza, pasa tiempo en silencio o tiene alguna otra conexión con su poder supremo todos los días?

Dios nos diseñó para ser y vivir de esta forma.

Centenares de pacientes han cruzado la puerta de mis clínicas en Texas, y de las clínicas de la red nacional de proveedores que se capacitaron en estas terapias, al borde de las lágrimas por el alivio de haber encontrado por fin a alguien que los escuchara y que entendiera que no estaba todo "normal" y por el alivio de saber que hay luz al final del camino.

Hay muchas personas en todo el país, y probablemente en el mundo, que sufren innecesariamente por una falta de bienestar en todo el cuerpo, que se manifiesta como síntomas cuyas causas fundamentales son muchas de las deficiencias hormonales u otros aspectos de la salud que mencioné en este libro. Muchas recurrieron a distintos profesionales de atención médica y probaron una infinidad de tratamientos en vano. Rezo sinceramente para que, si usted es una de esas personas, este libro le brinde algunos recursos, *pero sobre todo espero que le dé esperanza de que hay una respuesta* y lo motive a embarcarse en su propio camino para lograr tener salud y bienestar óptimos.

REFERENCIAS POR CAPÍTULO

INTRODUCCIÓN Y EL ESTRÓGENO

1. Borrás, C., Mas-Bargues, C., Román-Domínguez, A., Sanz-Ros, J., Gimeno-Mallench, L., Inglés, M., Gambini, J. y Viña, J. (9 de enero de 2020). BCLxL, a Mitochondrial Protein Involved in Successful Aging: From *C. elegans* to Human Centenarians. *Int J Mol Sci.*, *21*(2):418. DOI: 10.3390/ijms21020418. PMID: 31936510; PMCID: PMC7014191.

2. BurnettBowie, S. A. M., McKay, E. A., Lee, H. y Leder, B. Z. (2009). Effects of aromatase inhibition on bone mineral density and bone turnover in older men with low testosterone levels. *The Journal of Clinical Endocrinology & Metabolism*, *94*(12), 47854792.

3. Carlson, M. C., Zandi, P. P., Plassman, B. L., Tschanz, J. T., Welsh-Bohmer, K. A., Steffens, D. C., Breitner, J. C. S. et al. (2001). Hormone replacement therapy and reduced cognitive decline in older women: the Cache County Study. *Neurology, 57*(12), 22102216.

4. Cerri, S., Mus, L. y Blandini, F. (2019). Parkinson's disease in women and men: what's the difference? *Journal of Parkinson's Disease, 9*(3), 501515.

5. Chlebowski, R. T., Anderson, G. L., Aragaki, A. K., Manson, J. E., Stefanick, M. L., Pan, K., Prentice, R. L. et al. (2020). Association of menopausal hormone therapy with breast cancer incidence and mortality during long-term follow-up of the women's health initiative randomized clinical trials. *Jama, 324*(4), 369380.

6. Clasificación sanitaria de EE. UU. https://www.apha.org/topics-and-issues/health-rankings

7. Davis, S. R., Walker, K. Z. y Strauss, B. J. (2000). Effects of estradiol with and without testosterone on body composition and relationships with lipids in postmenopausal women. *Menopause, 7*(6), 395401.

8. Decker, D. A., Pettinga, J. E., VanderVelde, N., et al. (julioagosto de 2003). Estrogen replacement therapy in breast cancer survivors: a matched-controlled series. *Menopause, 10*(4):27785.

9. de Lignieres, B., de Vathaire, F., Fournier, S. et al. (2002). Combined hormone replacement therapy and risk of breast cancer in a French cohort study of 3175 women. *Climacteric*, *5*:332340.

10. DeNeui, T., Berg, J. y Howson, A. (2019). Best practices in care for menopausal patients: 16 years after the Women's Health Initiative. *Journal of the American Association of Nurse Practitioners*, *31*(7), 420427.

11. Dubal, D. B. y Wise, P. M. (2022). Estrogen and neuroprotection: from clinical observations to molecular mechanisms. *Dialogues in Clinical Neuroscience*.

12. Farish, E. et al. (1984). The Effects of Hormone Implants on Serum Lipoproteins and Steroid Hormones in Bilaterally Oophorectomized Women. *Acta Endocrinologica*, *106*:116120.

13. FletaAsín, B. (2007). Estrógenos y enfermedad cardiovascular en el varón. *Revista Española de Cardiología*, *60*(06), 667668.

14. Greendale, G. A., Espeland, M., Slone, S., Marcus, R. y Barrett-Connor, E. (2002). Bone mass response to discontinuation of long-term hormone replacement therapy: results from the Postmenopausal Estrogen/Progestin Interventions (PEPI) Safety Follow-up Study. *Archives of Internal Medicine*, *162*(6), 665672.

15. Hodis, H. N., Mack, W. J., Shoupe, D., Azen, S. P., Stanczyk, F. Z., Hwang-Levine, J., Henderson, V. W. et al. (2014). Testing the menopausal hormone therapy timing hypothesis: the Early versus Late Intervention Trial with Estradiol. *AHA Journals, 130* (Suppl. 2)

16. Henderson, V. W. (2014). Alzheimer's disease: review of hormone therapy trials and implications for treatment and prevention after menopause. *The Journal of Steroid Biochemistry and Molecular Biology, 142*, 99106.

17. Hampel, H., Hardy, J., Blennow, K., Chen, C., Perry, G., Kim, S. H., Vergallo, A. et al. (2021). The amyloidβ pathway in Alzheimer's disease. *Molecular Psychiatry, 26*(10), 54815503.

18. Jancin B. (1 de junio de 2001). HRT Safe for Survivors of EarlyStage Breast Ca. *Family Practice News.*

19. Jett, S., Schelbaum, E., Jang, G., Boneu Yepez, C., Dyke, J. P., Pahlajani, S., Mosconi, L. et al. (2022). Ovarian steroid hormones: A long overlooked but critical contributor to brain aging and Alzheimer's disease. *Frontiers in Aging Neuroscience, 14*, 948219.

20. Jett, S., Malviya, N., Schelbaum, E., Jang, G., Jahan, E., Clancy, K., Mosconi, L. et al. (2022). Endogenous and exogenous estrogen exposures: how women's reproductive health can drive brain aging and inform Alzheimer's prevention. *Frontiers in Aging Neuroscience, 150.*

21. Lee, Y. H., Cha, J., Chung, S. J., Yoo, H. S., Sohn, Y. H., Ye, B. S. y Lee, P. H. (2019). Beneficial effect of estrogen on nigrostriatal dopaminergic neurons in drug-naïve postmenopausal Parkinson's disease. *Scientific Reports*, *9*(1), 19.

22. Lephart, E. D. y Naftolin, F. (2021). Menopause and the skin: Old favorites and new innovations in cosmeceuticals for estrogen-deficient skin. *Dermatology and Therapy*, *11*, 5369.

23. Levgur M. (julio de 2004). Hormone therapy for women after breast cancer. *J of Reprod Med., 49*(7):51026.

24. Lobo, R. A., Pickar, J. H., Stevenson, J. C., Mack, W. J. y Hodis, H. N. (2016). Back to the future: hormone replacement therapy as part of a prevention strategy for women at the onset of menopause. *Atherosclerosis*, *254*, 282290.

25. Luine, V. N. (2014). Estradiol and cognitive function: past, present and future. *Hormones and Behavior*, *66*(4), 602618.

26. Peters, G. N., Fodera, T., Sabol, J. et al. (diciembre de 2001). Estrogen replacement therapy after breast cancer: a 12year followup. *Ann Surg Oncol., 8*(10):82832.

27. Petrone, A. Wise, P. M., Suzuki, S. y Brown, C. M. (2023). Estradiol: a hormone with diverse and contradictory neuroprotective actions. *Dialogues in Clinical Neuroscience*.

28. Pike, C. J. (1999). Estrogen Modulates Neuronal Bclxl Expression and βAmyloidInduced Apoptosis: Relevance to Alzheimer's Disease. *Journal of Neurochemistry, 72*(4), 15521563.

29. Mahmoodzadeh, S., Leber, J., Zhang, X., Jaisser, F., Messaoudi, S., Morano, I., RegitzZagrosek, V. et al. (2014). Cardiomyocyte-specific estrogen receptor alpha increases angiogenesis, lymphangiogenesis and reduces fibrosis in the female mouse heart post-myocardial infarction. *Journal of Cell Science & Therapy, 5*(1), 153.

30. Maioli, S., Leander, K., Nilsson, P. y Nalvarte, I. (2021). Estrogen receptors and the aging brain. *Essays in Biochemistry, 65*(6), 913925.

31. Menazza, S. y Murphy, E. (2016). The expanding complexity of estrogen receptor signaling in the cardiovascular system. *Circulation Research, 118*(6), 9941007.

32. Mikkola, T. S., Savolainen-Peltonen, H., Venetkoski, M. y Ylikorkala, O. (2017). New evidence for cardiac benefit of postmenopausal hormone therapy. *Climacteric, 20*(1), 510.

33. Mikkola, T. S., Savolainen-Peltonen, H., Tuomikoski, P., Hoti, F., Vattulainen, P., Gissler, M. y Ylikorkala, O. (2016). Lower death risk for vascular dementia than for Alzheimer's disease with postmenopausal hormone therapy users. *The Journal of Clinical Endocrinology & Metabolism, 102*(3), 870877.

34. Natrajan PK, Gambrell RD. (agosto de 2002). Estrogen replacement therapy in patients with early breast cancer. *Am J Obstet Gynecol., 187*(2):28994.

35. Natrajan, P. K., Soumakis, K. y Gambrell, R. D. Jr. (agosto de 1999). Estrogen replacement therapy in women with previous breast cancer. *Am J Obstet Gynecol., 181*(2):28895.

36. Notelovitz, M., Johnston, M., Smith, S. y Kitchens, C. (1987). Metabolic and hormonal effects of 25 mg and 50 mg 17b-estradiol implants in surgically menopausal women. *Obstet Gynecol, 70,* 74954.

37. Rzepecki, A. K., Murase, J. E., Juran, R., Fabi, S. G. y McLellan, B. N. (2019). Estrogen-deficient skin: the role of topical therapy. *International Journal of Women's Dermatology, 5*(2), 8590.

38. Sarrel, P. M., Njike, V. Y., Vinante, V. y Katz, D. L. (2013). The mortality toll of estrogen avoidance: an analysis of excess deaths among hysterectomized women aged 50 to 59 years. *American Journal of Public Health, 103*(9), 15831588.

39. Savvas, M., Studd, J. W. W., Norman, S., Leather, A. T., Garnett, T. J. y Fogelman, I. (1992). Increase in bone mass after one year of percutaneous oestradiol and testosterone implants in post–menopausal women who have previously received longterm oral oestrogens. *BJOG: An International Journal of Obstetrics & Gynaecology, 99*(9), 757760.

40. Shao, H., Breitner, J. C., Whitmer, R. A., Wang, J., Hayden, K., Wengreen, H., WelshBohmer, K. et al. (2012). Hormone therapy and Alzheimer disease dementia New findings from the Cache County Study. *Neurology*, *79*(18), 18461852.

41. Simpkins, J. W. y Barr, T. L. (2014). 17βestradiol and inflammation: implications for ischemic stroke. *Aging and Disease*, *5*(5), 340.

42. Song, Y. J., Li, S. R., Li, X. W., Chen, X., Wei, Z. X., Liu, Q. S. y Cheng, Y. (2020). The effect of estrogen replacement therapy on Alzheimer's disease and Parkinson's disease in postmenopausal women: a meta-analysis. *Frontiers in Neuroscience*, *14*, 157.

43. Thadathil, N., Xiao, J., Hori, R., Alway, S. E. y Khan, M. M. (2021). Brain selective estrogen treatment protects dopaminergic neurons and preserves behavioral function in MPTP-induced mouse model of Parkinson's disease. *Journal of Neuroimmune Pharmacology*, *16*, 667678.

44. Thornton, M. J. (2013). Estrogens and aging skin. *DermatoEndocrinology*, *5*(2), 264270.

45. Tuomikoski, P., Salomaa, V., Havulinna, A., Airaksinen, J., Ketonen, M., Koukkunen, H., Mikkola, T. S. et al. (2016). Decreased mortality risk due to first acute coronary syndrome in women with postmenopausal hormone therapy use. *Maturitas*, *94*, 106109.

46. Wilkinson, H. N. y Hardman, M. J. (2017). The role of estrogen in cutaneous ageing and repair. *Maturitas*, *103*, 6064.

47. Wilkinson, H. N. y Hardman, M. J. (2021). A role for estrogen in skin ageing and dermal biomechanics. *Mechanisms of Ageing and Development*, *197*, 111513.

48. Wu, S. y Weng, X. (1992). Therapeutic effect of andriol on serum lipids and apolipoproteins in elderly male coronary heart disease patients. *Chinese medical sciences journal (Chung-kuo i hsueh k'o hsueh tsa chih)*, *7*(3), 137-141.

49. Wu, M., Li, M., Yuan, J., Liang, S., Chen, Z., Ye, M., Bhagavathula, A. S. et al. (2020). Postmenopausal hormone therapy and Alzheimer's disease, dementia, and Parkinson's disease: A systematic review and time-response meta-analysis. *Pharmacological Research*, *155*, 104693.

50. Yoon, B. K., Chin, J., Kim, J. W., Shin, M. H., Ahn, S., Lee, D. Y., Na, D. L. et al. (2018). Menopausal hormone therapy and mild cognitive impairment: a randomized, placebo-controlled trial. *Menopause*, *25*(8), 870876.

51. Zandi, P. P., Carlson, M. C., Plassman, B. L., Welsh-Bohmer, K. A., Mayer, L. S., Steffens, D. C. e investigadores del Cache County Memory Study. (2002). Hormone replacement therapy and incidence of Alzheimer disease in older women: the Cache County Study. *Jama*, *288*(17), 21232129.

52. Zhu, Y., Zhang, Q., Zhang, W., Li, N., Dai, Y., Tu, J., Wang, R. et al. (2017). Protective effect of 17β-estradiol upon hippocampal spine density and cognitive function in an animal model of vascular dementia. *Scientific Reports*, *7*, 42660.

LA PROGESTERONA

1. Berent-Spillson, A., Briceno, E., Pinsky, A., Simmen, A., Persad, C. C., Zubieta, J. K. y Smith, Y. R. (2015). Distinct cognitive effects of estrogen and progesterone in menopausal women. *Psychoneuroendocrinology*, *59*, 2536.

2. Campagnoli, C., Abba, C., Amgroggio, S. y Peris, C. (2002). Pregnancy, progesterone and progestins in relation to breast cancer risk. *J of Steroid Biochem & Molecular Biol.*, *97*:441450.

3. DeNeui, T., Berg, J. y Howson, A. (2019). Best practices in care for menopausal patients: 16 years after the Women's Health Initiative. *Journal of the American Association of Nurse Practitioners*, *31*(7), 420427.

4. Foidart, J. M., Colin, C-, Denoo, X- et al. (mayo de 1998). Estradiol and progesterone regulate the proliferation of human breast epithelial cells. *Fertil Steril.*, *69*(5):9639.

5. Fournier, A., Berrino, F., Riboli, E. et al. (10 de abril de 2005). Breast cancer risk in relation to different types of hormone replacement therapy in the E3NEPIC cohort. *Int J Cancer.*, *114*(3):44854.

6. Ghandehari, S., Matusov, Y., Pepkowitz, S., Stein, D., Kaderi, T., Narayanan, D., Lewis, M. et al. (2021). Progesterone in addition to standard of care vs standard of care alone in the treatment of men hospitalized with moderate to severe COVID-19: a randomized, controlled pilot trial. *Chest*, *160*(1), 7484.

7. Gizard, F., Robillard, R., Gervois, P. et al. (24 de octubre de 2005). Progesterone inhibits human breast cancer cell growth through transcriptional upregulation of the cyclin☐ dependent kinase inhibitor p27Kip1 gene. *FEBS Lett.*, *579*(25):553541.

8. Nagy, B., Szekeres-Barthó, J., Kovács, G. L., Sulyok, E., Farkas, B., Várnagy, Á., Bódis, J. et al. (2021). Key to life: physiological role and clinical implications of progesterone. *International Journal of Molecular Sciences*, *22*(20), 11039.

9. Oettel, M. y Mukhopadhyay, A. K. (2004). Progesterone: the forgotten hormone in men? *The Aging Male*, *7*(3), 236257.

10. Prior, J. C. (2018). Progesterone for treatment of symptomatic menopausal women. *Climacteric*, *21*(4), 358365.

11. Sitruk-Ware, R. (2018). Non-clinical studies of progesterone. *Climacteric*, *21*(4), 315-320

12. Wood, C. E., Register, T. C., Lees, C. J. et al. (enero de 2007). Effects of estradiol with micronized progesterone or medroxyprogesterone acetate on risk markers for breast cancer in postmenopausal monkeys. *Breast Cancer Res Treat.*, *101*(2):12534.

LA TESTOSTERONA

1. Alberts, B., Johnson, A., Lewis, J. et al. (2002). *Molecular Biology of the Cell. 4ᵃ edición.* Nueva York: Garland Science. Blood Vessels and Endothelial Cells. Disponible en https://www.ncbi.nlm.nih.gov/books/NBK26848/

2. Al-Azzawi, F., Bitzer, J., Brandenburg, U., Castelo-Branco, C., Graziottin, A., Kenemans, P., Zahradnik, H. P. et al. (2010). Therapeutic options for postmenopausal female sexual dysfunction. *Climacteric, 13*(2), 103120.

3. Baldassarre, M., Perrone, A. M., Giannone, F. A., Armillotta, F., Battaglia, C., Costantino, A., Meriggiola, M. C. et al. (2013). Androgen receptor expression in the human vagina under different physiological and treatment conditions. *International Journal of Impotence Research, 25*(1), 711.

4. Basson, R. (2010). Testosterone therapy for reduced libido in women. *Therapeutic Advances in Endocrinology and Metabolism, 1*(4), 155164.

5. Boni, C., Pagano, M., Panebianco, M. et al. (2014). Therapeutic Activity of Testosterone in Metastatic Breast Cancer. *Anticancer Research*, *34*:12871290.

6. Burger HG. (2002). Androgen production in women. *Fertility and Sterility*, *77*:35.

7. Chen, X., Zhang, J. y Wang, X. (2016). Hormones in pain modulation and their clinical implications for pain control: a critical review. *Hormones, 15*(3), 313320.

8. Chistiakov, D. A., Myasoedova, V. A., Melnichenko, A. A., Grechko, A. V. y Orekhov, A. N. (2018). Role of androgens in cardiovascular pathology. *Vascular Health and Risk Management 14*, 283.

9. Ciocca, G., Limoncin, E., Carosa, E., Di Sante, S., Gravina, G. L., Mollaioli, D., Jannini, E. A. et al. (2016). Is testosterone a food for the brain? *Sex Med Rev.*, *4*(1):1525.

10. Daka, B., Langer, R. D., Larsson, C. A., Rosén, T., Jansson, P. A., Råstam, L. y Lindblad, U. (2015). Low concentrations of serum testosterone predict acute myocardial infarction in men with type 2 diabetes mellitus. *BMC Endocrine Disorders*, *15*(1), 35.

11. Davis, S. R., y Tran, J. (2001). Testosterone influences libido and well being in women. *Trends in Endocrinology & Metabolism*, *12*(1), 3337.

12. Debing, E., Peeters, E., Duquet, W., Poppe, K., Velkeniers, B. y Van den Brande, P. (2007). Endogenous sex hormone levels in postmenopausal women undergoing carotid artery endarterectomy. *European Journal of Endocrinology, 156*(6), 687693.

13. DeNeui, T., Gilder, R. y Michael, J. (2018). Compliance with PostIntervention Followup in the Depressive Pre, Peri and PostMenopausal Client: A QI Initiative. Tesis final inédita. University of Texas at Arlington.

14. Dimitrakakis, C. y Bondy, C. (2009). Androgens and the breast. *Breast Cancer Research, 11*(5), 212.

15. Donovitz, G. y Cotten, M. (2021). Breast Cancer Incidence Reduction in Women Treated with Subcutaneous Testosterone: Testosterone Therapy and Breast Cancer Incidence Study. *European Journal of Breast Health, 17*(2), 150.

16. Ebinger, M., Sievers, C., Ivan, D., Schneider, H. J. y Stalla, G. K. (2008). Is there a neuroendocrinological rationale for testosterone as a therapeutic option in depression? *Journal of Psychopharmacology, 23*(7), 841853.

17. Feldhaus-Dahir, M. (2009). Testosterone for the treatment of hypoactive sexual desire disorder: part II. *Urologic nursing, 29*(5), 3869.

18. Fountas, A., Chai, S. T., Kourkouti, C. y Karavitaki, N. (2018). Mechanisms of endocrinology: Endocrinology of opioids. *European Journal of Endocrinology*, *179*(4), R183-R196.

19. Ghandour, S, Voskuhl, R. y Schumacher, M. (2014). The androgen receptor as a therapeutic target for myelin repair in demyelinating diseases, *Expert Review of Endocrinology & Metabolism*, *9*:1, 57, DOI: 10.1586/17446651.2014.861740.

20. Glaser, R. y Dimitrakakis, C. (2015). Testosterone and breast cancer prevention. *Maturitas*, *82*(3), 291295.

21. Glaser, R. L. y Dimitrakakis, C. (2014). Rapid response of breast cancer to neoadjuvant intramammary testosterone-anastrozole therapy: neoadjuvant hormone therapy in breast cancer. *Menopause* (New York, NY), *21*(6), 673.

22. Glaser, R. L. y Dimitrakakis, C. (2013). Reduced breast cancer incidence in women treated with subcutaneous testosterone, or testosterone with anastrozole: a prospective, observational study. *Maturitas*, *76*(4), 342349.

23. Glaser, R., York, A. y Dimitrakakis, C. (2019). Incidence of invasive breast cancer in women treated with testosterone implants: a prospective 10-year cohort study. *BMC Cancer*. *19*. 10.1186/s12885-019-6457-8.

24. Goldenberg, I.S. (1964). Testosterone Proionate Therapy in Breast Cancer. *JAMA*, *188*(12), 117120.

25. Goldstat, R., Briganti, E., Tran, J., Wolfe, R. y Davis, S. R. (2003). Transdermal testosterone therapy improves well-being, mood, and sexual function in premenopausal women. *Menopause*, *10*(5), 390398.

26. Gururani, K., Jose, J. y George, P. V. (2016). Testosterone as a marker of coronary artery disease severity in middle aged males. *Indian Heart Journal*, *68*, S16S20.

27. Jovanovic, H., Kocoska-Maras, L., Rådestad, A. F., Halldin, C., Borg, J., Hirschberg, A. L. y Nordström, A. L. (2015). Effects of estrogen and testosterone treatment on serotonin transporter binding in the brain of surgically postmenopausal women–a PET study. *Neuroimage*, *106*, 47-54.

28. Kautz, H.D. y DeNosaquo, N. (1960). Report to the Council: Androgens and estrogens in the treatment of disseminated mammary carcinoma. *JAMA*, *172*(12), 135172.

29. Kay-Tee, K. y Chir, M. B. B. (2007). Endogenous testosterone and mortality due to all causes, cardiovascular disease, and cancer in men. *Am Heart Association*, *116*, 2694701.

30. Khaw, K. T., Dowsett, M., Folkerd, E., Bingham, S., Wareham, N., Luben, R. y Day, N. (2007). Endogenous testosterone and mortality due to all causes, cardiovascular disease, and cancer in men: European prospective investigation into cancer in Norfolk (EPIC-Norfolk) Prospective Population Study. *Circulation*, *116*(23), 2694-2701.

31. Kimura, N., Mizokami, A., Oonuma, T., Sasano, H. y Nagura, H. (1993). Immunocytochemical localization of androgen receptor with polyclonal antibody in paraffin-embedded human tissues. *Journal of Histochemistry & Cytochemistry*, *41*:671678.

32. Krapf, J. M. y Simon, J. A. (2009). The role of testosterone in the management of hypoactive sexual desire disorder in postmenopausal women. *Maturitas*, *63*(3), 213219.

33. Kumsar, Ş., Kumsar, N. A., Sağlam, H. S., Köse, O., Budak, S. y Adsan, Ö. (2014). Testosterone levels and sexual function disorders in depressive female patients: effects of antidepressant treatment. *The Journal of Sexual Medicine*, *11*(2), 529.

34. Labrie F. (2015). All sex steroids are made intracellularly in peripheral tissues by the mechanisms of intracrinology after menopause. *The Journal of Steroid Biochemistry and Molecular Biology*, *145*:133138.

35. Labrie, F., Martel, C. y Pelletier, G. (2017). Is vulvovaginal atrophy due to a lack of both estrogens and androgens? *Menopause*, *24*(4), 452461.

36. Lucas-Herald, A. K., Alves-Lopes, R., Montezano, A. C., Ahmed, S. F. y Touyz, R. M. (2017). Genomic and non-genomic effects of androgens in the cardiovascular system: clinical implications. *Clinical Science*, *131*(13), 1405-1418.

37. Longscope C. (1986). Adrenal and gonadal androgen secretion in normal female. *J Clin Endocrinol Metab.*, *15*:213-228.

38. Malkin, C. J., Pugh, P. J., Morris, P. D., Kerry, K. E., Jones, R. D., Jones, T. H. y Channer, K. S. (2004). Testosterone replacement in hypogonadal men with angina improves ischemic threshold and quality of life. *Heart*, *90*(8), 871876.

39. Meaini, L. y Zucchi, A. *World J Urol.* (9 de noviembre de 2011); *Urology* (2006); *68*: 1263-67; *International Journal of Impotence Research* (2009), *21*;9-23; Ararwal et. al. *J. Urology* (2005).

40. Moretti, C., Lanzolla, G., Moretti, M., Gnessi, L. y Carmina, E. (2017). Androgens and hypertension in men and women: a unifying view. *Current Hypertension Reports*, *19*(5), 44.

41. Morgentaler, A. (2012). Goodbye androgen hypothesis, hello saturation model. *European Urology*, *62*(5), 765-767.

42. Morgentaler, A., Lipshultz, L. I., Bennett, R., Sweeney, M., Avila, D. y Khera, M. (2011). Testosterone therapy in men with untreated prostate cancer. *The Journal of Urology*, *185*(4), 12561261.

43. Nappi, R. E., Detaddei, S., Ferdeghini, F., Brundu, B., Sommacal, A. y Polatti, F. (2003). Role of testosterone in feminine sexuality. *Journal of Endocrinological Investigation*, *26*(3 Suppl), 97101.

44. Nappi, R. E. (2015). Why are there no FDA-approved treatments for female sexual dysfunction? *Expert Opin Pharmacother*, *16*(12):1735-8.

45. Natrajan, P. K., Soumakis, K. y Gambrell Jr, R. D. (1999). Estrogen replacement therapy in women with previous breast cancer. *American Journal of Obstetrics and Gynecology*, *181*(2), 288295.

46. Notelovitz, M., Johnston, M., Smith, S. y Kitchens, C. (1987). Metabolic and hormonal effects of 25 mg and 50 mg 17b-estradiol implants in surgically menopausal women. *Obstet Gynecol*, *70*, 74954.

47. Pastuszak, A. W., Pearlman, A. M., Lai, W. S., Godoy, G., Sathyamoorthy, K., Liu, J. S., Khera, M. et al. (2013). Testosterone replacement therapy in patients with prostate cancer after radical prostatectomy. *The Journal of Urology*, *190*(2), 639644.

48. Palacios, S. (2007). Androgens and female sexual function. *Maturitas*, *57*(1), 6165.

49. Pluchino, N., Carmignani, A., Cubeddu, A., Santoro, A., Cela, V. y Alcala, T. E. (2013). Androgen therapy in women: for whom and when. *Archives of Gynecology and Obstetrics*, *288*(4), 731737.

50. Quigley, C. A., De Bellis, A., Marschke, K. B., ElAwady, M. K., Wilson, E. M. y French, F. S. (1995). Androgen Receptor Defects: Historical, Clinical, and Molecular Perspectives. *Endocrine Reviews, 16*:271321.

51. Richards, M. Hidden in Plain Sight: A Real Solution to the Diseases of Aging and the Imploding Medicare System. (2022). *University of Florida Journal of Law & Public Policy, 33*:(vol. 1, art. 2).

52. Savvas, M., Studd, J. W. W., Norman, S., Leather, A. T., Garnett, T. J. y Fogelman, I. (1992). Increase in bone mass after one year of percutaneous oestradiol and testosterone implants in post-menopausal women who have previously received longterm oral oestrogens. *BJOG: An International Journal of Obstetrics & Gynaecology, 99*(9):757-60.

53. Scavello, I., Maseroli, E., Di Stasi, V. y Vignozzi, L. (2019). Sexual health in menopause. *Medicina, 55*(9), 559.

54. Schwenkhagen, A. y Studd, J. (2009). Role of testosterone in the treatment of hypoactive sexual desire disorder. *Maturitas, 63*(2), 152159.

55. Seidman, S. N. y Roose, S. P. (2006). The sexual effects of testosterone replacement in depressed men: randomized, placebo-controlled clinical trial. *Journal of Sex & Marital Therapy, 32*(3), 267273.

56. Simon, D., Charles, M. A., Nahoul, K., Orssaud, G., Kremski, J., Hully, V., Eschwege, E. et al. (1997). Association between plasma total testosterone and cardiovascular risk factors in healthy adult men: The Telecom Study. *The Journal of Clinical Endocrinology & Metabolism*, *82*(2), 682685.

57. Studd, J., y Panay, N. (2004). Hormones and depression in women. *Climacteric*, *7*(4), 338346.

58. Studd, J., Savvas, M., Waston, N., Garnett, T., Fogelman, I. y Cooper, D. (1990). The relationship between plasma estradiol and the increase in bone density in postmenopausal women after treatment with subcutaneous hormone implants. *American Journal of Obstetrics and Gynecology*, *163*(5), 14741479.

59. Takeda, H., Chodak, G., Mutchnik, S., Nakamoto, T. y Chang, C. (1990). Immunohistochemical localization of androgen receptors with mono-and polyclonal antibodies to androgen receptor. *Journal of Endocrinology*, *126*(1), 17NP.

60. Tennant, F. y Lichota, L. (2010). Testosterone replacement in chronic pain patients. *Pract. Pain Manage*, *10*(6), 1215.

61. Traish, A. M., Vignozzi, L., Simon, J. A., Goldstein, I. y Kim, N. N. (2018). Role of androgens in female genitourinary tissue structure and function: implications in the genitourinary syndrome of menopause. *Sexual Medicine Reviews*, *6*(4), 558571.

62. Traish, A. M., Kim, N., Min, K., Munarriz, R. y Goldstein, I. (2002). Role of androgens in female genital sexual arousal: receptor expression, structure, and function. *Fertility and Sterility*, *77*, 1118.

63. Uloko, M., Rahman, F., Puri, L. I. y Rubin, R. S. (2022). The clinical management of testosterone replacement therapy in postmenopausal women with hypoactive sexual desire disorder: a review. *International Journal of Impotence Research*, *34*(7), 635641.

64. Vest, R. S. y Pike, C. J. (2013). Gender, sex steroid hormones, and Alzheimer's disease. *Hormones and Behavior*, *63*(2), 301307.

65. White, K. C. (2017). *Transdermal Testosterone for Menopause-Related Hyposexual Desire Disorder: Current Guidelines and Provider Perceptions, Knowledge, and Practice*. Tesis de la Universidad de Vermont.

66. Wilson, C. M. y McPhaul, M. J. (1996). A and B forms of the androgen receptor are expressed in a variety of human tissues. *Molecular and Cellular Endocrinology*, *120*:5157.

67. Zarrouf, F. A., Artz, S., Griffith, J., Sirbu, C. y Kommor, M. (2009). Testosterone and depression: systematic review and meta-analysis. *Journal of Psychiatric Practice®*, *15*(4), 289305.

LA TIROIDES

1. Appetecchia, M. (2005). Effects on bone mineral density by treatment of benign nodular goiter with mildly suppressive doses of L-thyroxine in a cohort women study. *Hormone Research in Paediatrics*, *64*(6), 293298.

2. Azizi, F., Amouzegar, A., Mehran, L. y Abdi, H. (2020). LT4 and slow release T3 combination: optimum therapy for hypothyroidism? *International Journal of Endocrinology and Metabolism*, *18*(2).

3. Baldini, M., Gallazzi, M., Orsatti, A., Fossati, S., Leonardi, P. y Cantalamessa, L. (2002). Treatment of benign nodular goitre with mildly suppressive doses of Lthyroxine: effects on bone mineral density and on nodule size. *Journal of Internal Medicine*, *251*(5), 407414.

4. Bertani, L., Tricò, D., Pugliese, D., Privitera, G., Linsalata, G., Zanzi, F., Costa, F. et al. (2021). Serum triiodothyroninetothyroxine (T3/T4) ratio predicts therapeutic outcome to biological therapies in elderly IBD patients. *Alimentary Pharmacology & Therapeutics*, *53*(2), 273280.

5. Büber, İ., Eraydın, A., Sevgican, C. İ., Tekin, I., Kılıç, İ. D. y Fenkçi, S. M. (2023). The Effects of Combination Treatment T4 and T3 on Diastolic Functions and Atrial Conduction Time in Women with Low T3: A short-term

Follow-up Study. Disponible en Research Square, https://doi.org/10.21203/rs.3.rs-2456721/v1.

6. Carbery, I., Lin, S., Chanchlani, N., Janjua, M., Nice, R., McDonald, T. J., Selinger, C. P. et al. (2023). P649 Does serum triiodothyronine-to-thyroxine (T3/T4) ratio predict therapeutic outcome to anti-TNF therapies in biologic-naïve patients with active luminal Crohn's disease? *Journal of Crohn's and Colitis, 17*(suplemento 1), i778i778.

7. Cerillo, A. G., Storti, S., Kallushi, E., Haxhiademi, D., Miceli, A., Murzi, M., Iervasi, G. et al. (2014). The low triiodothyronine syndrome: a strong predictor of low cardiac output and death in patients undergoing coronary artery bypass grafting. *The Annals of Thoracic Surgery, 97*(6), 20892095.

8. Desai, A., Rothberger, G., Valestra, P. K., Khalilah, D., Calixte, R. y Shapiro, L. (2018). Low Free T3 Is Associated with Worse Outcomes in Patients with Acute Respiratory Failure Requiring Invasive Mechanical Ventilation. En A24. CRITICAL CARE: ARDS AND ACUTE RESPIRATORY FAILURE-CAN WE DO BETTER? *American Thoracic Society*, A1134A1134.

9. EscobarMorreale, H. F., Del Rey, F. E., Obregón, M. J. y de Escobar, G. M. (1996). Only the combined treatment with thyroxine and triiodothyronine ensures euthyroidism in all tissues of the thyroidectomized rat. *Endocrinology, 137*(6), 24902502.

10. EscobarMorreale, H. F., BotellaCarretero, J. I., del Rey, F. E. y de Escobar, G. M. (2005). Treatment of hypothyroidism with combinations of levothyroxine plus liothyronine. *The Journal of Clinical Endocrinology & Metabolism*, *90*(8), 49464954.

11. Ettleson, M. D. y Bianco, A. C. (2020). Individualized Therapy for Hypothyroidism: Is T4 Enough for Everyone? *J Clin Endocrinol Metab*, *105*(9), 115.

12. Fraser, W. D., Biggart, E. M., O'Reilly, D. S., Gray, H. W., McKillop, J. H. y Thomson, J. A. (1986). Are biochemical tests of thyroid function of any value in monitoring patients receiving thyroxine replacement? *Br Med J (Clin Res Ed)*, *293*(6550), 808810.

13. Friedberg, R. C., Souers, R., Wagar, E. A., Stankovic, A. K. y Valenstein, P. N. (2007). The origin of reference intervals: a College of American Pathologists Q-Probes study of "normal ranges" used in 163 clinical laboratories. *Archives of Pathology & Laboratory Medicine*, *131*(3), 348357.

14. Gereben, B., Zeöld, A., Dentice, M., Salvatore, D. y Bianco, A. C. (2008). Activation and inactivation of thyroid hormone by deiodinases: local action with general consequences. *Cellular and Molecular Life Sciences*, *65*(4), 570590.

15. Huang, X., Zhang, H., Qu, C., Liu, Y., Bian, C. y Xu, Y. (2019). Depression and insomnia are closely associated with thyroid hormone levels in chronic hepatitis B. Medical

Science Monitor: *International Medical Journal of Experimental and Clinical Research, 25*, 2672.

16. Ichiki, T. (2016). Thyroid hormone and vascular remodeling. *Journal of Atherosclerosis and Thrombosis, 23*(3), 266275.

17. Ihnatowicz, P., Drywień, M., Wątor, P. y Wojsiat, J. (2020). The importance of nutritional factors and dietary management of Hashimoto's thyroiditis. *Annals of Agricultural and Environmental Medicine, 27*(2), 184193.

18. Jonklaas, J. (2017). Persistent hypothyroid symptoms in a patient with a normal thyroid stimulating hormone level. *Current Opinion in Endocrinology, Diabetes, and Obesity, 24*(5), 356.

19. Kahaly, G. J. (2023). Therapeutic Use of Levothyroxine: A Historical Perspective. *70 Years of Levothyroxine*, 111.

20. Kelly, T. F. y Lieberman, D. Z. (2009). Long term augmentation with T3 in refractory major depression. *Journal of Affective Disorders, 115*(1-2), 230233.

21. Lang, X., Li, Y., Zhang, D., Zhang, Y., Wu, N. y Zhang, Y. (2022). FT3/FT4 ratio is correlated with all-cause mortality, cardiovascular mortality, and cardiovascular disease risk: NHANES 20072012. *Frontiers in Endocrinology, 13*, 964822.

22. Larsen, P. R., Bleich, H. L. y Moore, M. J. (1982). Thyroid-pituitary interaction: Feedback regulation of thyrotropin secretion by thyroid hormones. *New Engl. J. Med.*, *306*(1).

23. Neves, J. S., Dias, C. V., Leitao, L., Vieira, M. B., Magrico, R., Oliveira, A. I., Leite-Moreira, A. et al. (mayo de 2018). Low free T3 levels within the reference range independently predict cardiovascular mortality in the general population. En el 20° Congreso Europeo de Endocrinología. *Bioscientifica*, *56*.

24. Pappa, T. y Refetoff, S. (2021). Resistance to thyroid hormone beta: a focused review. *Frontiers in Endocrinology*, *12*, 656551.

25. Peterson, S. J., Cappola, A. R., Castro, M. R., Dayan, C. M., Farwell, A. P., Hennessey, J. V., Taylor, P. N. et al. (2018). An online survey of hypothyroid patients demonstrates prominent dissatisfaction. *Thyroid*, *28*(6), 707721.

26. Pingitore, A. e Iervasi, G. (2005). Thyroid (dys) function in heart failure: is it a potential target for medical treatment? *Vascular Health and Risk Management*, *1*(2),

27. Quan, M. L., Pasieka, J. L. y Rorstad, O. (2002). Bone mineral density in well-differentiated thyroid cancer patients treated with suppressive thyroxine: a systematic overview of the literature. *Journal of Surgical Oncology*, *79*(1), 6270.

28. Quinlan, P., Horvath, A., Wallin, A. y Svensson, J. (2019). Low serum concentration of free triiodothyronine (FT3) is associated with increased risk of Alzheimer's disease. *Psychoneuroendocrinology, 99*, 112119.

29. Reverter, J. L., Holgado, S., Alonso, N., Salinas, I., Granada, M. L. y Sanmarti, A. (2005). Lack of deleterious effect on bone mineral density of long-term thyroxine suppressive therapy for differentiated thyroid carcinoma. *Endocrine-Related Cancer, 12*(4), 973981.

30. Strich, D., Karavani, G., Edri, S. y Gillis, D. (2016). TSH enhancement of FT4 to FT3 conversion is age dependent. *Eur J Endocrinol, 175*(1), 4954.

31. Tariq, A., Wert, Y., Cheriyath, P. y Joshi, R. (2018). Effects of long-term combination LT4 and LT3 therapy for improving hypothyroidism and overall quality of life. *Southern Medical Journal, 111*(6), 363.

32. Taroza, S., Rastenytė, D., Burkauskas, J., Podlipskytė, A. y Mickuvienė, N. (2019). Lower serum free triiodothyronine levels are associated with symptoms of depression after ischemic stroke. *Journal of Psychosomatic Research, 122*, 2935.

33. Wang, K., Ojamaa, K., Samuels, A., Gilani, N., Zhang, K., An, S., Gerdes, A. M. et al. (2020). BNP as a new biomarker of cardiac thyroid hormone function. *Frontiers in Physiology, 11*, 729.

34. Weetman, A. P. (2021). An update on the pathogenesis of Hashimoto's thyroiditis. *Journal of Endocrinological Investigation*, *44*, 883890.

35. Yamakawa, H., Kato, T. S., Noh, J. Y., Yuasa, S., Kawamura, A., Fukuda, K. y Aizawa, Y. (2021). Thyroid hormone plays an important role in cardiac function: from bench to bedside. *Frontiers in Physiology*, *12*, 606931.

36. Yoon, B. H., Lee, Y., Oh, H. J., Kim, S. H. y Lee, Y. K. (2019). Influence of thyroid-stimulating hormone suppression therapy on bone mineral density in patients with differentiated thyroid cancer: a meta-analysis. *Journal of Bone Metabolism*, *26*(1), 5160.

37. https://www.tpauk.com/main/article/a-history-of-thyroid-treatments/

DHEA

1. Alexaki, V. I., Fodelianaki, G., Neuwirth, A., Mund, C., Kourgiantaki, A., Ieronimaki, E., Chavakis, T. et al. (2018). DHEA inhibits acute microglia-mediated inflammation through activation of the TrkA-Akt1/2-CREB-Jmjd3 pathway. *Molecular Psychiatry*, *23*(6), 14101420.

2. Aly, H. F., Metwally, F. M. y Ahmed, H. H. (2011). Neuroprotective effects of dehydroepiandrosterone (DHEA) in rat model of Alzheimer's disease. *Acta Biochimica Polonica*, *58*(4).

3. Bentley, C., Hazeldine, J., Greig, C., Lord, J. y Foster, M. (2019). Dehydroepiandrosterone: a potential therapeutic agent in the treatment and rehabilitation of the traumatically injured patient. *Burns & Trauma*, 7.

4. Butcher, S. K. y Lord, J. M. (2004). Stress responses and innate immunity: aging as a contributory factor. *Aging Cell*, *3*(4), 151160.

5. Campbell, B. (2020). DHEAS and human development: An evolutionary perspective. *Frontiers in Endocrinology*, *11*, 101.

6. Corona, G., Rastrelli, G., Giagulli, V. A., Sila, A., Sforza, A., Forti, G., Maggi, M. et al. (2013). Dehydroepiandrosterone supplementation in elderly men: a meta-analysis study of placebo-controlled trials. *The Journal of Clinical Endocrinology & Metabolism*, *98*(9), 36153626.

7. Fang, Y. H., Hsieh, M. J., Hung, M. S., Lin, Y. C., Kuo, L. T., Lu, M. L., Chen, V. C. H. et al. (2020). Low concentrations of dehydroepiandrosterone sulfate are associated with depression and fatigue in patients with non-small-cell lung cancer after chemotherapy. *Neuropsychiatric Disease and Treatment*, *16*, 2103.

8. Greaves, R. F., Wudy, S. A., Badoer, E., Zacharin, M., Hirst, J. J., Quinn, T. y Walker, D. W. (2019). A tale of two steroids: the importance of the androgens DHEA and DHEAS for early neurodevelopment. *The Journal of Steroid Biochemistry and Molecular Biology*, *188*, 7785.

9. Hough, C. M., Lindqvist, D., Epel, E. S., Denis, M. S., Reus, V. I., Bersani, F. S., Mellon, S. H. et al. (2017). Higher serum DHEA concentrations before and after SSRI treatment are associated with remission of major depression. *Psychoneuroendocrinology, 77,* 122130.

10. Peixoto, C., Grande, A. J., Mallmann, M. B., Nardi, A. E., Cardoso, A. y Veras, A. B. (2018). Dehydroepiandrosterone (DHEA) for depression: a systematic review and meta-analysis. *CNS & Neurological Disorders-Drug Targets (Formerly Current Drug Targets-CNS & Neurological Disorders), 17*(9), 706711.

11. Prall, S. P., Larson, E. E. y Muehlenbein, M. P. (2017). The role of dehydroepiandrosterone on functional innate immune responses to acute stress. *Stress and Health, 33*(5), 656664.

12. Rutkowski, K., Sowa, P., Rutkowska-Talipska, J., Kuryliszyn-Moskal, A. y Rutkowski, R. (2014). Dehydroepiandrosterone (DHEA): hypes and hopes. *Drugs, 74*(11), 11951207.

13. Samaras, N., Samaras, D., Frangos, E., Forster, A. y Philippe, J. (2013). A review of age-related dehydroepiandrosterone decline and its association with well-known geriatric syndromes: is treatment beneficial? *Rejuvenation Research, 16*(4), 285294.

14. Savineau, J. P., Marthan, R. y de la Roque, E. D. (2013). Role of DHEA in cardiovascular diseases. *Biochemical Pharmacology*, *85*(6), 718726.

15. Souza-Teodoro, L. H., de Oliveira, C., Walters, K. y Carvalho, L. A. (2016). Higher serum dehydroepiandrosterone sulfate protects against the onset of depression in the elderly: findings from the English Longitudinal Study of Aging (ELSA). *Psychoneuroendocrinology*, *64*, 4046.

16. Tipton, B. (2019). The Use of DHEA in the Treatment of Depression. Póster de presentación académica de PA (asociado médico), Universidad de Dakota.

17. Traish, A. M., Kang, H. P., Saad, F. y Guay, A. T. (2011). Dehydroepiandrosterone (DHEA)—a precursor steroid or an active hormone in human physiology (CME). *The Journal of Sexual Medicine*, *8*(11), 29602982.

18. Weiss, E. P., Shah, K., Fontana, L., Lambert, C. P., Holloszy, J. O. y Villareal, D. T. (2009). Dehydroepiandrosterone replacement therapy in older adults: 1-and 2-y effects on bone. *The American Journal of Clinical Nutrition*, *89*(5), 14591467.

19. Yanagita, I., Fujihara, Y., Kitajima, Y., Tajima, M., Honda, M., Kawajiri, T., Muta, K. et al. (2019). A high serum cortisol/DHEA-S ratio is a risk factor for sarcopenia in elderly diabetic patients. *Journal of the Endocrine Society*, *3*(4), 801813.

LA MELATONINA

1. Amaral, F. G. D., Andrade-Silva, J., Kuwabara, W. M. y Cipolla-Neto, J. (2019). New insights into the function of melatonin and its role in metabolic disturbances. *Expert Review of Endocrinology & Metabolism*, *14*(4), 293300.

2. Baltatu, O. C., Amaral, F. G., Campos, L. A. y Cipolla-Neto, J. (2017). Melatonin, mitochondria and hypertension. *Cellular and Molecular Life Sciences*, *74*, 39553964.

3. Cipolla-Neto, J., Amaral, F. G., Soares Jr, J. M., Gallo, C. C., Furtado, A., Cavaco, J. E., Quintela, T. et al. (2022). The crosstalk between melatonin and sex steroid hormones. *Neuroendocrinology*, *112*(2), 115129.

4. Favero, G., Franceschetti, L., Bonomini, F., Rodella, L. F. y Rezzani, R. (2017). Melatonin as an anti-inflammatory agent modulating inflammasome activation. *Int J Endocrinol*, *2017*:1835195. DOI: 10.1155/2017/1835195. Publicación electrónica: 1 de octubre de 2017). PMID: 29104591; PMCID: PMC5643098.

5. González, A. G., Revilla, N. R. y Emilio, J. (2019). Clinical uses of melatonin: evaluation of human trials on cancer treatment. *Melatonin Research*, *2*(2), 4769.

6. Kuwabara, W. M. T., Gomes, P. R. L., Andrade-Silva, J., Júnior, J. M. S., Amaral, F. G. y Cipolla-Neto, J. (2022). Melatonin and its ubiquitous effects on cell function and survival: A review. *Melatonin Research*, *5*(2), 192208.

7. Mayo, J. C., Cernuda, R., Quirós, I., Rodríguez, P., García, J. I., Hevia, D. y Sainz, R. M. (2019). Understanding the role of melatonin in cancer metabolism. *Melatonin Research*, *2*(3), 76104.

8. Radogna, F., Diederich, M. y Ghibelli, L. (2010). Melatonin: a pleiotropic molecule regulating inflammation. *Biochemical Pharmacology*, *80*(12), 18441852.

9. Reiter, R. J., Tan, D. X., Rosales-Corral, S., Galano, A., Zhou, X. J. y Xu, B. (2018). Mitochondria: central organelles for melatonin' s antioxidant and anti-aging actions. *Molecules*, *23*(2), 509.

10. Tan, D. X., Manchester, L. C., Qin, L. y Reiter, R. J. (2016). Melatonin: a mitochondrial targeting molecule involving mitochondrial protection and dynamics. *International Journal of Molecular Sciences*, *17*(12), 2124.

11. Tordjman, S., Chokron, S., Delorme, R., Charrier, A., Bellissant, E., Jaafari, N. y Fougerou, C. (2017). Melatonin: pharmacology, functions and therapeutic benefits. *Current Neuropharmacology*, *15*(3), 434443.

12. Wei, T., Li, C., Heng, Y., Gao, X., Zhang, G., Wang, H., Hou, H. et al. (2020). Association between nightshift work and level of melatonin: systematic review and meta-analysis. *Sleep Medicine*, *75*, 502509.

LA SALUD INTESTINAL Y LOS SUPLEMENTOS NUTRICIONALES

1. Aguilera, M., GálvezOntiveros, Y. y Rivas, A. (2020). Endobolome, a new concept for determining the influence of microbiota disrupting chemicals (MDC) in relation to specific endocrine pathogenesis. *Frontiers in Microbiology*, *11*, 578007.

2. Al-Rashidi, H. E. (2022). Gut microbiota and immunity relevance in eubiosis and dysbiosis. *Saudi Journal of Biological Sciences*, *29*(3), 16281643.

3. Amare, D. E. (2020). Anti-Cancer and Other Biological Effects of a Dietary Compound 3, 3□ -Diindolylmethane Supplementation: A Systematic Review of Human Clinical Trials. *Nutrition and Dietary Supplements*, *12*, 123137.

4. Amrein, K., Scherkl, M., Hoffmann, M., NeuwerschSommeregger, S., Köstenberger, M., Tmava Berisha, A., Malle, O. et al. (2020). Vitamin D deficiency 2.0: an update on the current status worldwide. *European Journal of Clinical Nutrition*, *74*(11), 14981513.

5. Angelucci, F., Cechova, K., Amlerova, J. y Hort, J. (2019). Antibiotics, gut microbiota, and Alzheimer's disease. *Journal of Neuroinflammation*, *16*(1), 110.

6. Atoum, M. y Alzoughool, F. (2017). Vitamin D and breast cancer: latest evidence and future steps. *Breast Cancer: Basic and Clinical Research*, *11*, 1178223417749816.

7. Bajinka, O., Tan, Y., Abdelhalim, K. A., Özdemir, G. y Qiu, X. (2020). Extrinsic factors influencing gut microbes, the immediate consequences and restoring eubiosis. *AMB Express*, *10*(1), 111.

8. Baker, J. M., AlNakkash, L. y HerbstKralovetz, M. M. (2017). Estrogen–gut microbiome axis: Physiological and clinical implications. *Maturitas*, *103*, 4553.

9. Barandouzi, Z. A., Starkweather, A. R., Henderson, W. A., Gyamfi, A. y Cong, X. S. (2020). Altered composition of gut microbiota in depression: a systematic review. *Frontiers in Psychiatry*, *11*, 541.

10. Benvenga, S., Ferrari, S. M., Elia, G., Ragusa, F., Patrizio, A., Paparo, S. R., Fallahi, P. et al. (2020). Nutraceuticals in thyroidology: A review of in vitro, and in vivo animal studies. *Nutrients*, *12*(5), 1337.

11. Benvenga, S., FeldtRasmussen, U., Bonofiglio, D. y Asamoah, E. (2019). Nutraceutical supplements in the thyroid setting: health benefits beyond basic nutrition. *Nutrients*, *11*(9), 2214.

12. Bonofiglio, D. y Catalano, S. (2020). Effects of Iodine Intake and Nutraceuticals in Thyroidology: Update and Prospects. *Nutrients*, *12*(5), 1491.

13. CaleroMedina, L., JiménezCasquet, M. J., HerasGonzález, L., CondePipo, J., LópezMoro, A., OleaSerrano, F. y MariscalArcas, M. (2023). Dietary exposure to endocrine disruptors in gut microbiota: A systematic review. *Science of the Total Environment*, 163991.

14. Chandra, S., Sisodia, S. S. y Vassar, R. J. (2023). The gut microbiome in Alzheimer's disease: what we know and what remains to be explored. *Molecular Neurodegeneration*, *18*(1), 121.

15. Chiovato, L., Magri, F. y Carlé, A. (2019). Hypothyroidism in context: where we've been and where we're going. *Advances in Therapy*, *36*, 4758.

16. Cheung, S. G., Goldenthal, A. R., Uhlemann, A. C., Mann, J. J., Miller, J. M. y Sublette, M. E. (2019). Systematic review of gut microbiota and major depression. *Frontiers in Psychiatry*, *10*, 34.

17. Cho, J., Park, Y. J., GonzalesPortillo, B., Saft, M., Cozene, B., Sadanandan, N. y Borlongan, C. V. (2021). Gut dysbiosis in stroke and its implications on Alzheimer's disease–like cognitive dysfunction. *CNS Neuroscience & Therapeutics*, *27*(5), 505514.

18. Coelho, L. J. y do Nascimento, G. N. L. (2020). Anti-inflammatory and diuretic activity of uncária tomentosa (cat's claw): systematic review. *Revista Cereus*, *12*(2).

19. Cuenca Micó, O. y Aceves, C. (2020). Micronutrients and Breast Cancer Progression: A Systematic Review. *Nutrients, 12*(12), 3613.

20. D'Andrea, S., Martorella, A., Coccia, F., Castellini, C., Minaldi, E., Totaro, M., Barbonetti, A. et al. (2021). Relationship of Vitamin D status with testosterone levels: a systematic review and meta-analysis. *Endocrine, 72*, 4961.

21. De Cicco, P., Catani, M. V., Gasperi, V., Sibilano, M., Quaglietta, M. y Savini, I. (2019). Nutrition and breast cancer: a literature review on prevention, treatment and recurrence. *Nutrients, 11*(7), 1514.

22. Derry, D. (2001). *Breast Cancer and iodine: How to prevent and survive breast cancer.* Trafford Publishing. ISBN: 1552128849, 9781552128848.

23. Ervin, S. M., Li, H., Lim, L., Roberts, L. R., Liang, X., Mani, S. y Redinbo, M. R. (2019). Gut microbial βglucuronidases reactivate estrogens as components of the estrobolome that reactivate estrogens. *Journal of Biological Chemistry, 294*(49), 1858618599.

24. Filippone, A., Rossi, C., Rossi, M. M., Di Micco, A., Maggiore, C., Forcina, L., Magno, S. et al. (2023). Endocrine disruptors in food, estrobolome and breast cancer. *Journal of Clinical Medicine, 12*(9), 3158.

25. GálvezOntiveros, Y., Páez, S., Monteagudo, C. y Rivas, A. (2020). Endocrine disruptors in food: impact on gut microbiota and metabolic diseases. *Nutrients*, *12*(4), 1158.

26. Giau, V. V., Wu, S. Y., Jamerlan, A., An, S. S. A., Kim, S. y Hulme, J. (2018). Gut microbiota and their neuroinflammatory implications in Alzheimer's disease. *Nutrients*, *10*(11), 1765.

27. Giuffrè, M., Moretti, R., Campisciano, G., da Silveira, A. B. M., Monda, V. M., Comar, M., Crocè, L. S. et al. (2020). You talking to me? Says the enteric nervous system (ENS) to the microbe. How intestinal microbes interact with the ENS. *Journal of Clinical Medicine*, *9*(11), 3705.

28. Hall, D. (2001). Nutritional influences on estrogen metabolism. *Applied Nutritional Science Reports*, *1*, 18.

29. Hampl, R. y Stárka, L. (2020). Endocrine disruptors and gut microbiome interactions. *Physiological Research*, *69*(Suppl 2), S211.

30. Hiemstra, T. F., Lim, K., Thadhani, R. y Manson, J. E. (2019). Vitamin D and atherosclerotic cardiovascular disease. *The Journal of Clinical Endocrinology & Metabolism*, *104*(9), 40334050.

31. Hu, Y., Feng, W., Chen, H., Shi, H., Jiang, L., Zheng, X., Cui, D. et al. (2021). Effect of selenium on thyroid autoimmunity and regulatory T cells in patients with Hashimoto's thyroiditis: A prospective randomized–controlled trial. *Clinical and Translational Science*, *14*(4), 13901402.

32. Hussain, T., Murtaza, G., Kalhoro, D. H., Kalhoro, M. S., Metwally, E., Chughtai, M. I., Khan, S. A. et al. (2021). Relationship between gut microbiota and host-metabolism: Emphasis on hormones related to reproductive function. *Animal Nutrition*, *7*(1), 110.

33. Iebba, V., Totino, V., Gagliardi, A., Santangelo, F., Cacciotti, F., Trancassini, M., Schippa, S. et al. (2016). Eubiosis and dysbiosis: the two sides of the microbiota. *New Microbiol*, *39*(1), 112.

34. Illiano, P., Brambilla, R. y Parolini, C. (2020). The mutual interplay of gut microbiota, diet and human disease. *The FEBS Journal*, *287*(5), 833855.

35. Ihnatowicz, P., Drywień, M., Wątor, P. y Wojsiat, J. (2020). The importance of nutritional factors and dietary management of Hashimoto's thyroiditis. *Annals of Agricultural and Environmental Medicine*, *27*(2), 184193.

36. Insenser, M., Murri, M., Del Campo, R., MartínezGarcía, M. A., FernándezDurán, E. y EscobarMorreale, H. F. (2018). Gut microbiota and the polycystic ovary syndrome: influence of sex, sex hormones, and obesity. *The Journal of Clinical Endocrinology & Metabolism*, *103*(7), 25522562.

37. Kim, D. (2016). Low vitamin D status is associated with hypothyroid Hashimoto's thyroiditis. *Hormones*, *15*(3), 385393.

38. Kinashi, Y. y Hase, K. (2021). Partners in leaky gut syndrome: intestinal dysbiosis and autoimmunity. *Frontiers in Immunology*, *12*, 673708.

39. Kowalski, K. y Mulak, A. (2019). Brain-gut-microbiota axis in Alzheimer's disease. *Journal of Neurogastroenterology and Motility*, *25*(1), 48.

40. Latic, N. y Erben, R. G. (2020). Vitamin D and cardiovascular disease, with emphasis on hypertension, atherosclerosis, and heart failure. *International Journal of Molecular Sciences*, *21*(18), 6483.

41. Lau, K., Srivatsav, V., Rizwan, A., Nashed, A., Liu, R., Shen, R. y Akhtar, M. (2017). Bridging the gap between gut microbial dysbiosis and cardiovascular diseases. *Nutrients*, *9*(8), 859.

42. Lee, B. D., Yoo, J. M., Baek, S. Y., Li, F. Y., Sok, D. E. y Kim, M. R. (2020). 3,3'Diindolylmethane promotes BDNF and antioxidant enzyme formation via TrkB/Akt pathway activation for neuroprotection against oxidative stress-induced apoptosis in hippocampal neuronal cells. *Antioxidants*, *9*(1), 3.

43. Li, J., Zhao, F., Wang, Y., Chen, J., Tao, J., Tian, G., Cai, J. et al. (2017). Gut microbiota dysbiosis contributes to the development of hypertension. *Microbiome*, *5*, 119.

44. Liu, S., Gao, J., Zhu, M., Liu, K. y Zhang, H. L. (2020). Gut microbiota and dysbiosis in Alzheimer's disease: implications for pathogenesis and treatment. *Molecular Neurobiology, 57,* 50265043.

45. Lobionda, S., Sittipo, P., Kwon, H. Y. y Lee, Y. K. (2019). The role of gut microbiota in intestinal inflammation with respect to diet and extrinsic stressors. *Microorganisms, 7*(8), 271.

46. Luo, Q., Yang, A., Cao, Q. y Guan, H. (2018). 3,3'Diindolylmethane protects cardiomyocytes from LPS-induced inflammatory response and apoptosis. *BMC Pharmacology and Toxicology, 19*(1), 19.

47. Margolis, K. G., Cryan, J. F. y Mayer, E. A. (2021). The microbiota-gut-brain axis: from motility to mood. *Gastroenterology, 160*(5), 14861501.

48. Maffei, S., Forini, F., Canale, P., Nicolini, G. y Guiducci, L. (2022). Gut microbiota and sex hormones: crosstalking players in cardiometabolic and cardiovascular disease. *International Journal of Molecular Sciences, 23*(13), 7154.

49. Manjer, J., Sandsveden, M. y Borgquist, S. (2020). Serum Iodine and Breast Cancer Risk: A Prospective Nested Case–Control Study Stratified for Selenium Levels. *Cancer Epidemiology, Biomarkers & Prevention, 29*(7), 13351340.

50. Marietta, E., Horwath, I., Balakrishnan, B. y Taneja, V. (2019). Role of the intestinal microbiome in autoimmune diseases and its use in treatments. *Cellular Immunology*, *339*, 5058.

51. Michos, E. D., CainzosAchirica, M., Heravi, A. S. y Appel, L. J. (2021). Vitamin D, calcium supplements, and implications for cardiovascular health: JACC focus seminar. *Journal of the American College of Cardiology*, *77*(4), 437449.

52. Mokbel, K. y Mokbel, K. (2019). Chemoprevention of breast cancer with vitamins and micronutrients: A concise review. *In vivo*, *33*(4), 983997.

53. Monneret, C. (2017). What is an endocrine disruptor? *Comptes Rendus Biologies*, *340*(9-10), 403405.

54. Morais, L. H., Schreiber IV, H. L. y Mazmanian, S. K. (2021). The gut microbiota–brain axis in behaviour and brain disorders. *Nature Reviews Microbiology*, *19*(4), 241255.

55. Mu, Q., Kirby, J., Reilly, C. M. y Luo, X. M. (2017). Leaky gut as a danger signal for autoimmune diseases. *Frontiers in Immunology*, 598.

56. Nimptsch, K., Platz, E. A., Willett, W. C. y Giovannucci, E. (2012). Association between plasma 25OH vitamin D and testosterone levels in men. *Clinical Endocrinology*, *77*(1), 106112.

57. Osowiecka, K. y MyszkowskaRyciak, J. (2023). The Influence of Nutritional Intervention in the Treatment of Hashimoto's Thyroiditis—A Systematic Review. *Nutrients, 15*(4), 1041.

58. Paray, B. A., Albeshr, M. F., Jan, A. T. y Rather, I. A. (2020). Leaky gut and autoimmunity: an intricate balance in individuals health and the diseased state. *International Journal of Molecular Sciences, 21*(24), 9770.

59. Parkin, K., Christophersen, C. T., Verhasselt, V., Cooper, M. N. y Martino, D. (2021). Risk factors for gut dysbiosis in early life. *Microorganisms, 9*(10), 2066.

60. Pilz, S., Verheyen, N., Grübler, M. R., Tomaschitz, A. y März, W. (2016). Vitamin D and cardiovascular disease prevention. *Nature Reviews Cardiology, 13*(7), 404417.

61. Qi, X., Yun, C., Pang, Y. y Qiao, J. (2021). The impact of the gut microbiota on the reproductive and metabolic endocrine system. *Gut Microbes, 13*(1), 1894070.

62. Regal, P., Fente, C. A., Cepeda, A. y Silva, E. G. (2021). Food and omics: unraveling the role of food in breast cancer development. *Current Opinion in Food Science, 39*, 197207.

63. RheaumeBleue, K. (2011). *Vitamin K2 and the calcium paradox: how a little-known vitamin could save your life.* John Wiley & Sons. ISBN 10: 1118065727, ISBN 13: 9781118065723.

64. Rostami, R., NouroozZadeh, S., Mohammadi, A., Khalkhali, H. R., Ferns, G. y NouroozZadeh, J. (2020). Serum selenium status and its interrelationship with serum biomarkers of thyroid function and antioxidant defense in Hashimoto's thyroiditis. *Antioxidants*, *9*(11), 1070.

65. Ruo, S. W., Alkayyali, T., Win, M., Tara, A., Joseph, C., Kannan, A., Poudel, S. et al. (2021). Role of gut microbiota dysbiosis in breast cancer and novel approaches in prevention, diagnosis, and treatment. *Cureus*, *13*(8).

66. Simpson, C. A., DiazArteche, C., Eliby, D., Schwartz, O. S., Simmons, J. G. y Cowan, C. S. (2021). The gut microbiota in anxiety and depression–a systematic review. *Clinical Psychology Review*, *83*, 101943.

67. Singhvi, N., Gupta, V., Gaur, M., Sharma, V., Puri, A., Singh, Y., Lal, R. et al. (2020). Interplay of human gut microbiome in health and wellness. *Indian Journal of Microbiology*, *60*, 2636.

68. Sharma, R., Bharti, S. y Kumar, K. H. (2014). Diet and thyroid-myths and facts. *Journal of Medical Nutrition and Nutraceuticals*, *3*(2), 60.

69. Sofianopoulou, E., Kaptoge, S. K., Afzal, S., Jiang, T., Gill, D., Gundersen, T. E., Burgess, S. et al. (2021). Estimating dose-response relationships for vitamin D with coronary heart disease, stroke, and all-cause mortality: observational and Mendelian randomisation analyses. *The Lancet Diabetes & Endocrinology*, *9*(12), 837846.

70. Sordi, R., Castro, S. N., Lera, A. T., Irene, M. N., Farinazzo, M. D. M., Sette, C., Del Giglio, A. et al. (2019). Randomized, double-blind, placebo-controlled phase ii clinical trial on the use of uncaria tomentosa (Cat's claw) for aromatase inhibitor-induced arthralgia: a pilot study. *Journal of Natural Remedies, 19*(1), 2431.

71. Sui, Y., Wu, J. y Chen, J. (2021). The role of gut microbial βglucuronidase in estrogen reactivation and breast cancer. *Frontiers in Cell and Developmental Biology, 9*, 631552.

72. Suparan, K., Sriwichaiin, S., Chattipakorn, N. y Chattipakorn, S. C. (2022). Human Blood Bacteriome: Eubiotic and Dysbiotic States in Health and Diseases. *Cells, 11*(13), 2015.

73. Thomson, C. A., Chow, H. S., Wertheim, B. C., Roe, D. J., Stopeck, A., Maskarinec, G., Thompson, P. A. et al. (2017). A randomized, placebo-controlled trial of diindolylmethane for breast cancer biomarker modulation in patients taking tamoxifen. *Breast Cancer Research and Treatment, 165*(1), 97107.

74. Triggiani, V., Tafaro, E., Giagulli, V. A., Sabbà, C., Resta, F., Licchelli, B. y Guastamacchia, E. (2009). Role of iodine, selenium and other micronutrients in thyroid function and disorders. *Endocrine, Metabolic & Immune Disorders-Drug Targets (Formerly Current Drug Targets-Immune, Endocrine & Metabolic Disorders), 9*(3), 277294.

75. Valles-Colomer, M., Falony, G., Darzi, Y., Tigchelaar, E. F., Wang, J., Tito, R. Y., Raes, J. et al. (2019). The neuroactive potential of the human gut microbiota in quality of life and depression. *Nature Microbiology*, *4*(4), 623632.

76. Varesi, A., Pierella, E., Romeo, M., Piccini, G. B., Alfano, C., Bjørklund, G., Pascale, A. et al. (2022). The potential role of gut microbiota in Alzheimer's disease: From diagnosis to treatment. *Nutrients*, *14*(3), 668.

77. Vranić, L., Mikolašević, I. y Milić, S. (2019). Vitamin D deficiency: consequence or cause of obesity? *Medicina*, *55*(9), 541.

78. Wu, W. J. H., ZegarraRuiz, D. F. y Diehl, G. E. (2020). Intestinal microbes in autoimmune and inflammatory disease. *Frontiers in Immunology*, *11*, 597966.

79. YepesPérez, A. F., HerreraCalderon, O. y QuinteroSaumeth, J. (2022). Uncaria tomentosa (cat's claw): a promising herbal medicine against SARS-CoV-2/ACE-2 junction and SARS-CoV-2 spike protein based on molecular modeling. *Journal of Biomolecular Structure and Dynamics*, *40*(5), 22272243.

80. Yerushalmi, R., Bargil, S., Ber, Y., Ozlavo, R., Sivan, T., Rapson, Y., Margel, D. et al. (2020). 3,3Diindolylmethane (DIM): a nutritional intervention and its impact on breast density in healthy BRCA carriers. A prospective clinical trial. *Carcinogenesis*, *41*(10), 13951401.

81. Zheng, D., Liao, H., Chen, S., Liu, X., Mao, C., Zhang, C., Chen, Y. et al. (2021). Elevated levels of circulating biomarkers related to leaky gut syndrome and bacterial translocation are associated with graves' disease. *Frontiers in Endocrinology, 12,* 796212.

RECURSOS:

1. Red de proveedores capacitados en la destreza y la ciencia de la optimización hormonal: www.evexias.com

2. Información sobre *Metabolic Code*: www.metaboliccode.com

3. Contenido y asesoramiento que cambian la vida: *Think Differently Academy*: www.tdacad.com